数字化口腔临床技术图解丛书

总主编／樊明文　葛林虎　杨雪超

数字化
美学修复实操手册

主　编　吴　哲

副主编　吴　江

编　委（以姓氏笔画为序）

马　霄（广州医科大学口腔医学院）

吕胡玲（广州医科大学口腔医学院）

孙千月（广州医科大学口腔医学院）

杜发亮（广州医科大学口腔医学院）

吴　江（第四军医大学口腔医院）

吴　哲（广州医科大学口腔医学院）

李倩倩（广州医科大学口腔医学院）

陈志英（广州医科大学口腔医学院）

周　炜（第四军医大学口腔医院）

周　倜（烟台市口腔医院）

赵　爽（广州医科大学口腔医学院）

黄江勇（广州医科大学口腔医学院）

梁　倩（广州医科大学口腔医学院）

人民卫生出版社

图书在版编目（CIP）数据

数字化美学修复实操手册/吴哲主编.—北京：人民卫生出版社,2017

ISBN 978-7-117-24997-3

Ⅰ.①数…　Ⅱ.①吴…　Ⅲ.①口腔矫形学-医学美学-手册　Ⅳ.①R783-62

中国版本图书馆 CIP 数据核字（2017）第 201956 号

| 人卫智网 | www.ipmph.com | 医学教育、学术、考试、健康，购书智慧智能综合服务平台 |
| 人卫官网 | www.pmph.com | 人卫官方资讯发布平台 |

数字化美学修复实操手册

主　　编：吴　哲

出版发行：人民卫生出版社（中继线 010-59780011）

地　　址：北京市朝阳区潘家园南里 19 号

邮　　编：100021

E - mail：pmph @ pmph.com

购书热线：010-59787592　010-59787584　010-65264830

印　　刷：中国农业出版社印刷厂

经　　销：新华书店

开　　本：787×1092　1/16　印张：7

字　　数：165 千字

版　　次：2017 年 9 月第 1 版　2017 年 9 月第 1 版第 1 次印刷

标准书号：ISBN 978-7-117-24997-3/R · 24998

定　　价：68.00 元

打击盗版举报电话：010-59787491　E-mail：WQ @ pmph.com

（凡属印装质量问题请与本社市场营销中心联系退换）

数字化口腔临床技术图解丛书

总 主 编　樊明文（武汉大学口腔医学院）

　　　　　葛林虎（广州医科大学口腔医学院）

　　　　　杨雪超（广州医科大学口腔医学院）

各分册主编（以姓氏笔画为序）

　　　　　王丽萍（广州医科大学口腔医学院）

　　　　　王朝俭（广州医科大学口腔医学院）

　　　　　刘　畅（广州医科大学口腔医学院）

　　　　　朴正国（广州医科大学口腔医学院）

　　　　　江千舟（广州医科大学口腔医学院）

　　　　　吴　哲（广州医科大学口腔医学院）

　　　　　杨雪超（广州医科大学口腔医学院）

　　　　　张　斌（广州医科大学口腔医学院）

　　　　　赵世勇（广州医科大学口腔医学院）

　　　　　郭吕华（广州医科大学口腔医学院）

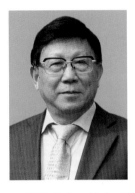

樊明文

武汉大学口腔医学院名誉院长、教授、博导。2013年被台湾中山医学大学授予名誉博士学位。享受国家级政府特殊津贴;国家级有突出贡献专家;国家级教学名师,"中国医师奖"获得者。兼任中华口腔医学会名誉会长、全国高等学校口腔医学专业教材评审委员会顾问、《口腔医学研究杂志》主编等职务。

多年来主要从事龋病、牙髓病的基础和临床研究。共发表论文200余篇,其中SCI收录第一作者或通讯作者论文70篇。2009年获国家科技进步二等奖;承担国家、省、市级科学基金15项,主编专著近20部。培养博士63名,硕士90名,其中指导的两篇博士研究生论文获2005年度全国优秀博士学位论文及2007年度湖北省优秀博士论文。

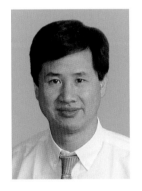

葛林虎

现任广州医科大学附属口腔医院院长。教授、主任医师,博士,硕士研究生导师。兼任广州市3D打印技术产业联盟副理事长、广东省保健协会口腔保健专业委员会第一届名誉主任委员、广东省口腔医师协会第一届理事会副会长、中华医院管理协会理事会理事,广东省口腔医学会第三届理事会理事、广东省医院协会口腔医疗管理分会副主任委员。担任《口腔医学研究》副主编,《中国现代医学杂志》《中国内镜杂志》《中国医学工程杂志》副主编;曾获得恩德思医学科学"心胸血管外科专业杰出成就奖"和"内镜微创名医奖"。

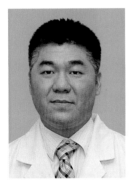

杨雪超

广州医科大学口腔医学院教授、主任医师,博士、硕士研究生导师。现任广州医科大学附属口腔医院数字化中心主任,兼任中华口腔医学会口腔生物医学专业委员会委员、中国医药生物技术协会3D打印技术分会委员。

主要研究方向为牙体牙髓病学、口腔组织工程,在国内较早地开展了数字化技术在口腔临床中的应用与探索。近年来在国内外杂志发表学术论文40余篇,其中SCI收录20篇,主编专著2部,主持国家、省、市级科研项目10项,指导培养硕士5名,2015年遴选为"广州市医学重点人才"。

丛书总序

广州医科大学口腔医学院是一所年轻的口腔医学院校。老师们年轻,充满活力,但缺乏临床经验娴熟的导师。两年前的秋天,为了促进广州医科大学口腔医学院形成良好的学术氛围,除聘请外援之外,主要依靠自身的力量提升年轻医师的临床技能。医学院一直在思考用什么方法促使年轻的医师们迅速成长。经过反复考量,认为多读书、读好书,同时通过临床实践积累临床病例来培养青年医师成长,是一条正确的途径。一边学习新知识,一边在临床应用,积累临床资料,可以给后来者留下一份宝贵的知识财富。最后我们怀着忐忑的心情,组织这些年轻的精英们将积累的知识编撰为一套临床实用的丛书,目的是在提升自身临床技能的同时又可指导广大医务人员的临床诊疗工作,尽一份社会责任。经过一年的奋战,终于完稿。记得在去年3月广州口腔器材展览会上,在亚热带炙热的阳光下,我们签名售书的情况。800多本散发着书香的新作在2小时内销售一空。惊喜之余,我们还继续等待着读者的后续反映和社会评价。好在由出版社反馈来的信息表明,这套书出版后很受读者欢迎,丛书中已有几本多次重印,这时,我们提起的心才放了下来。

初战告捷,极大地鼓舞了大家士气和斗志。怎样才能使大家迈向一个更高的目标?既然上了学术界的这条船,逆水行舟,不进则退,所以在取得初步成就的基础上,经过反复论证,大家希望再接再厉,仍然采取前述模式,边学习,边实践,边积累,继续编写一套追随时代步伐的丛书。既开阔作者们的视野,又达到教学相长的目的。从哪一方面切入,是我们进一步思考的问题。

近年来数字化技术已经开始迅速应用和普及。数字化技术是与电子计算机相伴相生的科学技术,它能将各种信息和图、文、声像等,转化为可被计算机识别的数字,然后又能将其还原、存储和传播。当今的时代是信息化时代,联系这个信息和科技的是数字化技术的应用和发展。运用计算机技术向我们人类生活中的信息转化,向人类生活各领域全面推进的过程值得我们关注。目前传播技术的手段已经由数字制式全面替代了模拟制式。数字技术已深入到我们生活的各个领域,包括医学领域。近来数字化技术也迅速延伸到口腔领域,在口腔各学科的临床应用中已取得良好效果,如CAD/CAM技术、种植导板、托槽技术、CBCT等。有必要将这些新技术和成果向口腔界同行介绍和推广。

年轻人对新生事物天生敏感。广州医科大学口腔医学院的年轻精英们,根据他们的临床实践和学习体会,夜以继日地学习和工作,收集和积累资料,编撰了一套数字化口腔临床技术图解丛书。去年他们提出这一想法时得到院方的大力支持,并很快组织实施,在一年时间内能得以完成。这套丛书涉及牙体、修复、种植、正畸、颌面外科、影像技术等多方面的数字化技术和临床病例介绍。由于技术新,编撰时间短,谬误之处,实难避免,但是我们相信,这套丛书的出版为推介数字化技术的临床应用和普及,拓展口腔临床人员思路,推动学术创新将有所裨益。该书面世后,希望得到读者的多方面反馈,以便再版时不断改进。

樊明文 葛林虎 杨雪超

2017 年 7 月于广州医科大学口腔医院

前　言

随着数字化技术的发展,我们的工作方式和生活方式不知不觉也进入了数字化时代。数字化时代让我们的生活更便捷,工作更高效,结果更精准! 作为一名口腔修复科医师,几乎每天都在感受着数字化口腔带给我们的惊喜,利用计算机辅助设计/计算机辅助制作(CAD/CAM)技术进行修复体的数字化美学、功能设计,通过数字化扫描获取印模,将数据传至另一端,既可实现远程设计和加工制作,也可即刻3D打印完成修复体。掌握数字化技术应成为口腔医师,尤其是年轻医师的一项基本功。

Digital Smile Design(DSD,数字化微笑设计)是数字化美学修复的重要内容,借助计算机技术,综合运用美学原则,进行可视化口腔美学分析设计的新方法。运用DSD方法,可在术前模拟患者修复效果,术中指导医师备牙,术后为技师设计制作修复体提供参考,是非常有效的医患、医医和医技沟通工具。目前临床上常用的设计软件繁多,年轻医师选用起来常常困惑,因此要详尽了解每个设计软件的优缺点,掌握其操作方法,这样才能应用起来游刃有余。针对这样的问题,我们编写了这本数字化美学修复实操手册,其目的就是帮助更多的年轻医师尽快掌握数字化美学修复设计软件的操作和应用,提高接诊成功率,实现高效医患沟通,简化临床操作,提高患者就诊舒适度,降低返工率,降低医疗风险等。

鉴于作者水平有限,本书存在一些不足之处,恳请各位前辈和同道斧正,广大读者多提宝贵意见,以利于我们再版时改进。

吴　哲

2017 年 7 月 26 日

目　录

网络增值服务

人卫临床助手
中国临床决策辅助系统
Chinese Clinical Decision Assistant System

扫描二维码，
免费下载

第一章

数字化美学修复理论

随着电子信息技术与多媒体技术在口腔医学领域的逐渐引入，基于计算机辅助设计和计算机辅助制造（CAD/CAM）技术和 3D 打印技术的数字化口腔修复正发展成为一种崭新的数字化诊疗模式，也逐渐成为今后口腔修复学发展的主流。

一、数字化在口腔修复学中的历史和发展

计算机辅助设计和计算机辅助制造（CAD/CAM）技术诞生于 20 世纪 50 年代，被开发运用于工业、建筑业和电影行业等多个领域。

20 世纪 70 年代，法国口腔医师 Francois Duret 首次将计算机辅助设计与计算机辅助制造（computer aided design/computer aided manufacture，CAD/CAM）的概念引入到口腔修复体的设计与制作中来。1983 年，他研制的第一台牙科 CAD/CAM 系统样机问世。1985 年，在法国国际牙医学术会议上，Duret 教授利用该设备制作出首个后牙全冠修复体并成功地用于患者口腔中，使得 CAD/CAM 技术用于口腔医学领域成为现实。1985 年，瑞士苏黎世大学 Moermann 教授，第一次实现了椅旁光学扫描器和研磨装置的组合，开创了椅旁数字化修复的临床应用新篇章，成为 CEREC 系统的创始人。在 20 世纪 80 年代中期，Rekow 博士和他的同事在明尼苏达大学运用 CAD/CAM 系统，设计使用照片和高分辨率扫描仪获得数据，并且用 5 轴机器切割修复体。目前，越来越多的 CAD/CAM 系统在市场上不断涌现，当前数字化技术正引领着口腔医学领域的发展方向，并极大改变了医师和技师的工作模式。

计算机辅助下完成修复体的设计，并利用计算机对生产设备进行操控，打破了传统口腔临床技术中磨牙、取模、雕蜡、上瓷等操作程序。当口腔医师将牙齿预备完成后，以 3D 摄像机直接取像，立即传入计算机至自动瓷块研磨机上，数分钟后即可制造出个性化的修复体，大大缩短了修复体的制作过程，提高了修复体的精度。

随着人们生活水平的提高，人们对于美的追求也不断在完善，这促使口腔医师不仅要恢复患者的生理功能，还要满足社会人群对于口腔健康、美观的心理需求。另外，相对传统的修复方法，患者的主观意愿对修复体的设计中有较高的影响，这促使患者与医技之间的沟通交流变得十分必要，数字化在美学修复中的应用为当代美学修复的发展提供了诸多便利，如同电影预告片，实现了医患交流的普遍化，使患者有了主观的选择权和知情权，也使得医技患的交流更加具体化、

直接化和科学化。

二、数字化微笑设计概念

数字化美学修复可以通过计算机软件的辅助完成美学修复,尽量满足患者对美观的需求。在数字化美学修复中,CAD/CAM 技术已经极大地促进了临时修复体和最终修复的设计和制作。随着各种科学技术的建立和发展,光学扫描仪、虚拟设计软件、3D 打印机配合使用在美学修复的不同阶段。数字化的工作流程设计灵活、功能广泛,可以实现当天试戴修复体,大大减少临床步骤和时间,令医师和患者获得更好的治疗体验,降低成本,提高诊疗质量。

Digital Smile Design(数字化微笑设计)是借助计算机技术,综合运用美学原则,进行可视化口腔美学分析设计的新方法,是目前国际上最热门的牙齿美容技术。该技术通过对患者面部和口腔软硬组织数字量化的准确分析与设计,经过严格规范的临床及技工室操作,贯彻美学原则,最终提升患者容貌美的过程。DSD 不仅是简单的电脑绘图设计,而且能够加强视觉诊断,改善交流,增强治疗过程的可预测性,是一种多用途的概念性工具。

DSD 是可视化的美学分析工具,可在术前模拟患者修复效果,术中指导医师备牙,术后为技师设计制作修复体提供参考,是非常有效的医患、医医和医技沟通工具。通过 DSD 完成的治疗计划,不仅可向患者直观量化地说明美学修复期间牙移位、长度改变、牙龈处高度等处理的具体数据,并可近似模拟出修复效果,还可在各科临床医师之间进行治疗计划的沟通;最后传递至技工室作为医技交流的良好媒介,有效指导技师进行诊断蜡型及最终修复体的制作。

总之,应用 DSD 技术可以显著提高接诊成功率,高效实现医患沟通,简化临床操作,提高患者就诊舒适度,降低返工率,降低医疗风险等。

三、数字化美学设计所需的设备

1. **数字化美学设计所需的软件**　目前,在该领域比较常见的数字化设计软件包括非专业的美学设计软件和专业的美学设计软件。非专业美学设计软件包括;Photoshop、Keynote、Powerpoint,这些软件的最初目的并非是专门用于美学设计,但是其在一定程度上可以满足需要。以国际上应用较多的 Keynote 软件为例,使用 Keynote 软件的优点是充分利用了该软件中的一些人性化设计的功能,易于上手,操作者无需掌握复杂的图像处理软件使用方法,就能完成较理想的 DSD 设计;同时也无需购置专业的 DSD 设计软件,节省了开支。但 Keynote 软件只能在苹果电脑上使用,Windows 系统无法使用 Keynote 软件,使用者需要购置苹果电脑。

专业美学设计软件包括:Digital smile system、CEREC Software 4.2、Smile designer pro 以及美齿助手等,这些软件是针对美学设计而构架的,软件使用流程亦符合口腔美学设计的一般流程和美学修复医师的习惯,容易操作,上手简单。

2. **数字化美学设计所需的硬件**

(1)单反相机(图 1-1):DSD 需要拍摄质量高的照片,口腔摄影的基本要求包括图像清晰、无变形、色彩还原基本准确、曝光适宜、构图合理等几个方面。因此,口腔摄影理想的数码相机应为单反相机。

单反相机一般推荐如下设置:拍摄模式为手动模式(M),白平衡为闪光灯白平衡(WB),感光度 ISO 为较小参数(100~200),影像质量为 FINE 或 RAW,影像大小为 L。

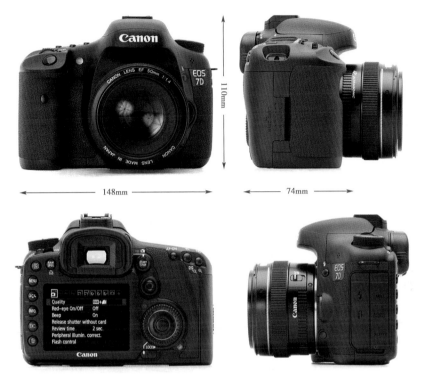

图 1-1　单反相机参数设置

(2)微距镜头(图 1-2):微距镜头是为学术用途及特殊摄影专门设计的,具有相场平直、畸变小、图像有足够的反差、分辨率较高等特点,其最大分辨率可达 1∶1。临床上进行前牙美学设计,需要拍摄患者前牙局部特写照片时,往往需要将分辨率参数调节为 1∶1,能够更清晰地反映前牙细节。一般推荐微距镜头使用手动对焦模式,闪光灯也推荐使用手动曝光模式(M)。

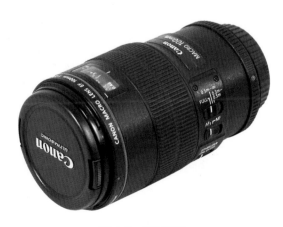

图 1-2　微距镜头

（3）微距闪光灯

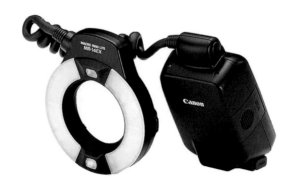

图 1-3 微距闪光灯

环形闪光灯（图 1-3）：口腔摄影中，使用环形闪光灯给出的光线十分均匀，在最终成像时不会在画面中留下阴影，能够保留更多的物体细节，使用环形闪光灯的平光拍摄能够保留更多的高分辨率反差。

双头/多头闪光灯（图 1-4）：双头闪光灯能够改变光线的射入角度，打造出理想的光影环境。拍摄口内牙齿时，能够有效地防止正面反射。

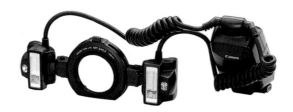

图 1-4 双头/多头闪光灯

3. 口腔摄影辅助工具 口腔摄影的辅助工具包括：口腔牵拉器（图 1-5）、反光板、背景板。辅助工具需要一人一消毒，避免交叉感染。

口腔牵拉器：常用口腔牵拉器包括圆形口角拉钩、颊拉钩及唇拉钩（唇叉）等。

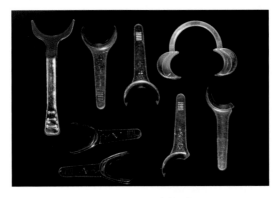

图 1-5 口腔牵拉器

（黄江勇）

第二章

数字化美学设计的要素

第一节　美学设计相关的常用影像及其拍摄方法

数字化微笑设计（DSD）是以照片作为基础进行设计的，因此，口腔摄影是 DSD 流程中的重要环节，在学习 DSD 之前应先掌握扎实的临床摄影功底。

2016 年，中华口腔医学会口腔美学专委会隆重推荐口腔美学核心影像（图 2-1），建议拍摄者按照口腔医学影像采集规范拍摄，以便采集尽可能全面的图像信息。术者也可以为患者录制视频，让患者在镜头前自然地发音、微笑，在视频中截取我们需要的信息。

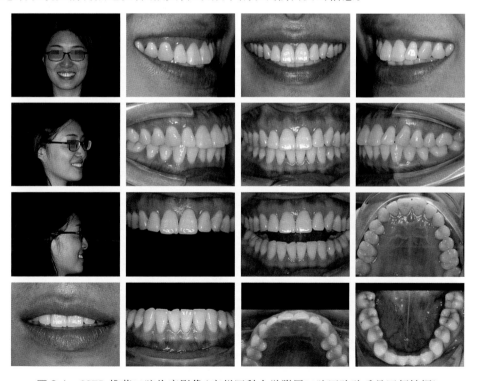

图 2-1　CSED 推荐口腔临床影像（广州医科大学附属口腔医院孙千月医师拍摄）

具体拍摄方法如下(引自中华口腔医学会口腔美学专委会推荐的口腔美学核心影像)(图2-2~图2-15):

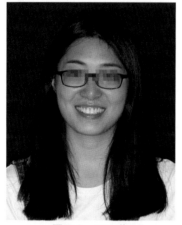

图2-2　正面像

以瞳孔连线为水平线,面部中线为纵线,以鼻子为中心,两耳暴露范围一致,包含全部面部和颈部一部分,患者展现一个最大的自然微笑。(快门速度1/160,光圈10,感光度400)

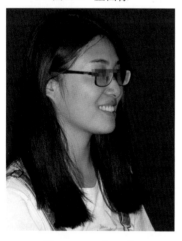

图2-3　45°侧面像

以眶耳平面为水平线,眶下区为中心,被拍摄者45°整体转身,目视前方,包含全部面部和颈部一部分,患者展现一个自然微笑。(快门速度1/160,光圈10,感光度400)

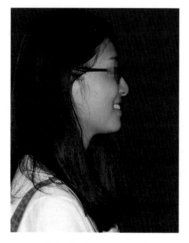

图2-4　90°侧面影像

以眶耳平面为水平线,耳前区为中心,被拍摄者90°整体转身,目视前方,包含全部面部和颈部一部分,患者展现一个自然微笑。(快门速度1/160,光圈10,感光度400)

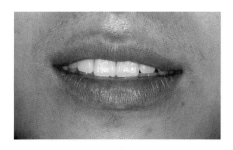

图 2-5　口唇休息位影像

相机以瞳孔连线为水平线,面部中线为纵线,包含口角内的全部范围,包含人中,不暴露鼻子;患者自然放松,处于息止颌位,嘱患者轻发"M"音诱导休息位。美学分析与设计的重要依据。(快门速度 1/160,光圈 12,感光度 400)

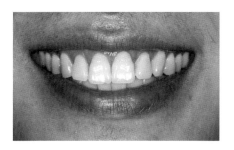

图 2-6　正面微笑口唇影像

相机以瞳孔连线为水平线,面部中线为纵线,包含口角内的全部范围,包含人中,不暴露鼻子,患者展现自然的、最大的微笑。(快门速度 1/160,光圈 12,感光度 400)

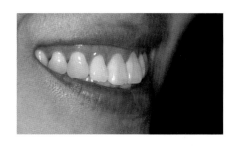

图 2-7　45°侧面微笑口唇影像

相机以瞳孔连线为水平线,包含口角内的全部范围。可看见对侧尖牙的近中面,包含人中,不暴露鼻子,患者展现自然的微笑。(快门速度 1/160,光圈 12,感光度 400)

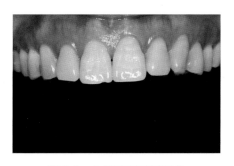

图 2-8　上颌牙列正面影像

相机以瞳孔连线为水平线,面部中线为纵线,包含上颌全部的前牙,使用两个指状拉钩45°牵拉上唇,使用黑背景板遮挡下颌牙齿,黑色背景比例小于2/5,对焦点放在牙体组织上。(光圈 16,快门1/200,感光度 400)

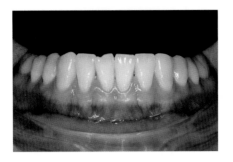

图 2-9 下颌前牙正面影像

相机以瞳孔连线为水平线，面部中线为纵线，包含下颌全部的前牙齿，使用两个指状拉钩 45° 牵拉下唇，使用黑背景板遮挡上颌牙齿。（光圈 16，快门 1/200，感光度 400）

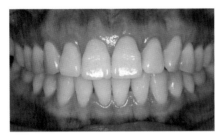

图 2-10 全牙列正面咬合影像

相机以瞳孔连线为水平线，面部中线为纵线，包含上下颌全部的牙齿，使用两个大拉钩充分牵拉。（光圈 18，快门 1/200，感光度 400）

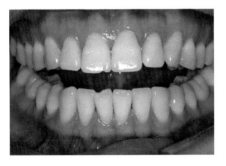

图 2-11 全牙列正面非咬合影像

相机以瞳孔连线为水平线，面部中线为纵线，包含上下颌全部的牙齿，使用两个大拉钩充分牵拉。（光圈 18，快门 1/200，感光度 400）

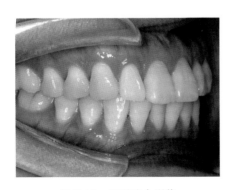

图 2-12 后牙咬合影像

相机以患者的咬合线为水平线，以前磨牙为中心，包含一侧上下颌全部的后牙，一个大拉钩和一个颊侧拉钩充分牵拉。（光圈 24-28，快门 1/200，感光度 400）

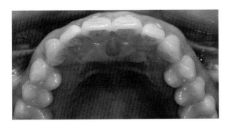

使用改良半月牵拉器向上向外牵拉,暴露上颌全部前牙的切端形态,牙齿形态和上颌前牙唇侧牙龈轮廓。拍摄比例 1∶2,光圈指数 25,快门 125,感光度 250。

图 2-13　上颌前牙切端影像

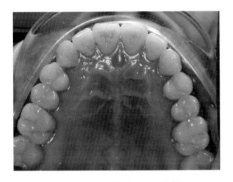

包含上颌全部的牙齿,使用唇叉牵拉上唇使用反光板反射,上颌牙弓内全部牙齿,应可看见前牙的唇面。(光圈 25,快门 1/200,感光度 250)

图 2-14　上颌全牙弓影像

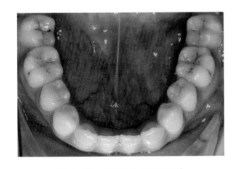

包含下颌全部的牙齿,使用唇叉牵拉下唇,使用反光板反射下颌牙弓内全部牙齿,应可看见下前牙的唇面。(光圈 25,快门 1/200,感光度 250)

图 2-15　下颌全牙弓影像

(孙千月)

第二节　前牙美学设计相关参数

要做出正确的美学修复设计,需要了解牙齿的美学参数。前牙的美学包括牙齿的形态、大小、排列、比例、颜色,牙龈的位置、形态、颜色等。前牙美学修复就是基于对以上美学要素的精确的美学分析与设计。在前牙的美学修复中,以下 5 项牙齿美学参数非常重要。

1. 上颌中切牙切缘的位置　只有暴露的上颌中切牙才是影响美观的,因此上颌中切牙切缘位置的确定是美学设计中的关键因素,它的确定不仅和前牙美学有关系,而且还会对咬合产生重要的影响,可以说上颌中切牙切缘的位置处于美学和功能的边缘。上颌中切牙切龈向的位置主要根据休息位时上唇下暴露的上颌中切牙的量确定(图2-16)。根据多学者的研究表明,休息位时上颌中切牙唇下暴露量为2~4mm。中青年上唇的长度男性为22~24mm,女性平均为20~22mm,女性比男性平均短2mm,女性上颌中切牙的唇下暴露量大于男性。随着年龄的增长,每过10年上唇长度平均增长1mm,上颌中切牙的唇下暴露量减少。但是上颌中切牙切缘位置的确定是一个综合因素决定的,除了从美学角度考虑休息位时上颌中切牙唇下暴露量确定的上颌中切牙切缘位置外,还要和后牙𬌗平面协调。

2. 上颌中切牙宽度与上颌中切牙长度比例　人在交谈或微笑状态下,上颌中切牙暴露面积最大,因此在前牙美学修复中具有优势地位。前牙美学中研究的牙冠长度是临床牙冠长度,涉及切缘与龈缘两个方向,通常认为上颌中切牙较美观的临床牙冠宽度与长度比的范围为75%~85%(图2-17)。当上颌切牙切端缺损或缺失,在无同名牙参照或参照无效时,可以根据符合美学标准的宽长比例,用宽度来估计临床牙冠参考长度或用长度来估计宽度参考范围。

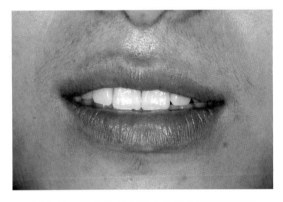 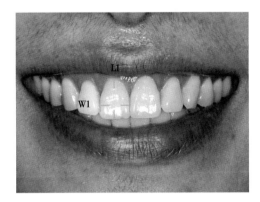

图2-16　休息位时上颌中切牙的暴露量确定　　　　图2-17　上颌中切牙宽度长度比
　　　　　　切缘的位置

3. 微笑时牙龈的暴露量　微笑时上唇唇缘的位置称为笑线。有学者将笑线分成3种类型:低位笑线(微笑时暴露小于75%上前牙牙冠),中位笑线(微笑时暴露75%~100%的上前牙和牙齿邻间隙的龈乳头),高位笑线(微笑时暴露全部上前牙和颈部牙龈外形)(图2-18)。微笑时牙龈暴露超过3mm会影响美观。

4. 上颌前牙宽度比例　正面观时,相邻上前牙的宽度比也是一个很重要的美学参数,特别是在需要改变前牙形态或关闭前牙间隙的病例。由于每个个体间的差异,口腔中一些美学标准不能仅仅用数学方法来判定,每个个体不能采用统一的标准。1973年,Lombard教授首次提出理想的上颌前牙正面观的宽度比例与黄金分割比例一致,即上颌尖牙、侧切牙与中切牙的宽度比例是0.618∶1∶1.618(图2-19)。近年来研究认为,上前牙的宽度比很少复合这一黄金比例关系,综合各位学者的研究结果,发现上颌前牙较长者的宽度比例符合黄金分割比例时美学效果好,而上颌前牙较短者的宽度比例应该大于黄金分割比例才能获得较好的美学效果。

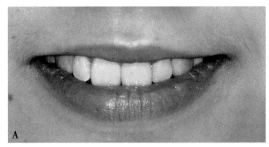
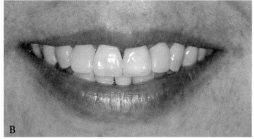
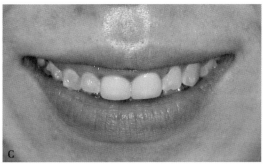

图 2-18　微笑时上唇唇缘的位置
A. 低位笑线　B. 中位笑线　C. 高位笑线

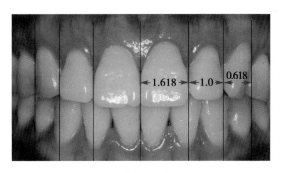

图 2-19　上颌前牙黄金分割比

5. 牙龈顶点和龈缘的位置　上颌中切龈缘略低于尖牙龈缘,上颌侧切牙龈缘低于中切牙和尖牙龈缘,左右两侧同名牙龈缘应对称。牙龈的顶点是临床牙冠沿牙齿长轴在颈缘处的最高点,改变牙齿的近远中径时需要重新确定牙龈的顶点,一般来讲,中切牙牙龈顶点在中线远中 1mm,侧切牙和尖牙牙龈顶点在中线上(图 2-20)。

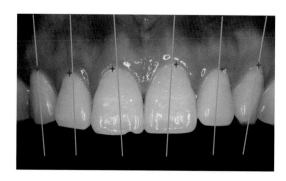

图 2-20　牙龈顶点和牙齿长轴的关系

6. 微笑位颊旁间隙　颊旁间隙是微笑时上颌牙弓最后一颗可视牙远中颊侧面到口角的距离（图 2-21），其大小与上颌牙弓的宽度、上颌尖牙的位置、前磨牙唇颊面突度、肌肉的张力和大笑的程度密切相关。颊旁间隙作为一个三维空间，目前尚无客观的评价标准，其审美因素与个人的性别、种族、专业知识有关。丰满对称的颊旁间隙对美学微笑的获得非常重要。

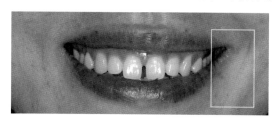

图 2-21　微笑位颊旁间隙

（马　霄）

第三节　口腔内数字化印模技术

随着信息技术及 CAD/CAM 技术的快速发展，数字化的诊疗模式是今后口腔修复发展的趋势，快速，精准的数字化光学印模的采集是数字化诊疗成功的前提和关键。随着口腔数字化诊疗设备的研制和软件的研发，通过口内和口外扫描的方式都可以获取数字化印模。口内扫描可以直接对牙体和相关软硬组织进行扫描，无需传统的印模制取和石膏模型的翻制，一方面降低了材料和人工的消耗，另一方面也减小了模型制取过程中的误差。

目前，多家公司致力于口内数字化印模的研究，口腔数字化印模系统包括 CEREC 蓝光系统（德国 Sirona 公司）、CEREC Omicam 系统（德国 Sirona 公司）、Lava TM 椅旁口内印模扫描仪（美国 3M 公司）、iTero 系统（美国 Cadent/Straumann 公司）和丹麦 3Shape 公司研发的 TRIOS 口内扫描仪等，这些系统获取印模的方式和软件不同，各有优势。不同口腔数字化印模系统除在工作原理、应用范围、成像类型、扫描范围要求、是否具备椅旁切削系统、是否需要在牙齿表面喷雾外，在扫描完成后输出的文件格式也不尽相同。各种切削系统对文件格式也有一定的要求。

光学印模采集的时候应注意以下几个方面：

1. 预备体表面圆滑,不能有尖锐突起,以免后续的加工系统无法加工出与之匹配的修复体内表面。

2. 牙体预备完成后,常规排龈,清晰完整地暴露预备体的边缘。

3. 扫描前对预备体及整个口腔进行冲洗并吹干,防止血液和唾液污染;采用棉球、棉卷进行简单隔湿,条件允许使用橡皮障更好。

4. 各种光学印模系统的工作原理不同,对取像的技巧要求也有所不同。充分了解所用的取像系统的原理及要求,才能更好地、更精准地获得数字化印模。

（马 霄）

第三章

画图软件在前牙美学修复中的应用

第一节　如何使用 Keynote 进行 DSD 设计

一、介绍

使用 Keynote 进行 DSD 设计的流程相对容易掌握,我们可以将术前拍摄的面部照片及唇齿局部照片导入苹果电脑 Keynote 软件,并遵循美学分析的原则,在照片上使用辅助线、比例尺、模拟饰面等辅助工具,生成 DSD 虚拟设计示意图,与患者、技师、医疗团队的其他医师进行沟通交流。

这种方式的优点是充分利用了 Keynote 软件中的一些人性化设计的功能,易于上手,操作者无需掌握复杂的图像处理软件使用方法,就能完成较理想的 DSD 设计;同时也无需购置专业的 DSD 设计软件,节省了开支。但 Keynote 软件只能在苹果电脑上使用,Windows 系统无法使用 Keynote 软件,使用者需要购置苹果电脑。

二、拍摄照片要求

使用 Keynote 进行 DSD 设计的照片需要在术前进行采集,为了达到更精确的设计效果,建议拍摄者按照口腔医学影像采集规范拍摄,例如 CSED 推荐口腔临床影像(第二章图 2-1),以便采集尽可能全面的图像信息。术者也可以为患者录制视频,让患者在镜头前自然地发音、微笑,在视频中截取我们需要的信息。

为了完成 DSD 设计,我们至少需要最为核心的三张照片:

1. 息止颌位照片(用作是否改变上前牙切缘的参考)(图 3-1)。

2. 自然放松状态下展露笑容的面部照片(图 3-2)。

3. 暴露所有前牙的照片(前牙黑背景特写照片,或者使用拉钩牵拉口角的面部照片)(图 3-3,图 3-4)。

需要注意的是,第二张和第三张照片,需要相机与牙弓保持一致的俯仰角,才能在 DSD 设计过程中进行有效的重叠,如果两张照片牙弓的俯仰角差别过大,就会产生较大的误差,影响最终的设计效果。

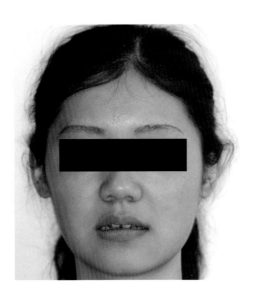

图 3-1　息止颌位照

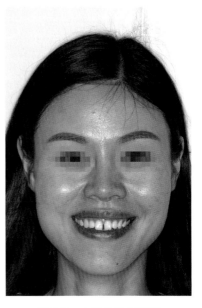

图 3-2　自然放松微笑照

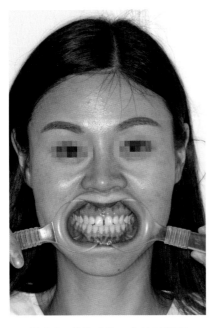

图 3-3　拉钩牵拉口角的面部照

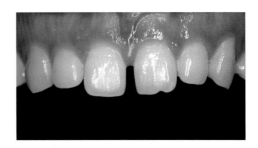

图 3-4　前牙黑背景特写照片

三、使用 Keynote 制作 DSD 设计辅助工具

使用 Keynote 进行 DSD 设计,可以直接在软件上进行设计,但如果能够提前准备一些简单易用的辅助线、牙齿形态,就可以举一反三地应用于多个病例设计,可以提高我们 DSD 设计工作的精确性,提高效率,达到事半功倍的效果(图 3-5~图 3-9)。

平时我们可以收集一些有代表性的牙齿照片,制作属于自己的美学牙齿数据库(图 3-9)。

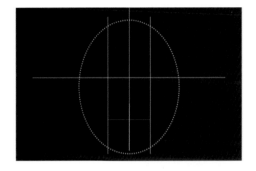

图 3-5　面部标尺

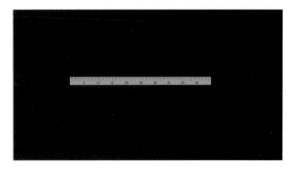

图 3-6　数字尺

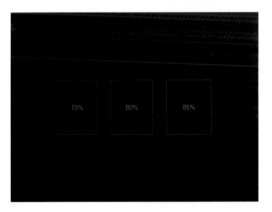

图 3-7　中切牙宽长比例框

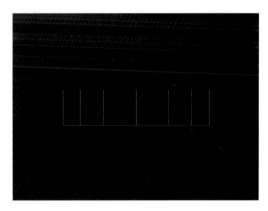

图 3-8　前牙比例尺

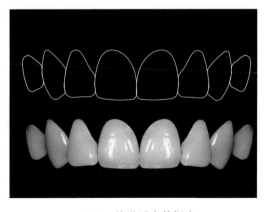

图 3-9　美学牙齿数据库

17

四、DSD 设计工作流程

我们使用一个上颌中切牙间隙的美学修复案例,进行 DSD 设计流程的示范。

1. 导入两张面部照片(图 3-10)。

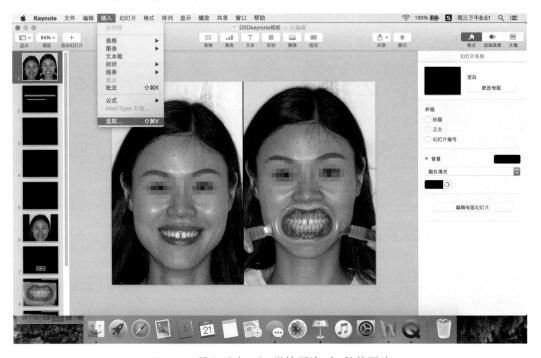

图 3-10 导入照片 左:微笑照片,右:拉钩照片

2. 复制微笑照片到带有面部标尺的页面中,并将照片置于底层,通过调整图片大小、旋转,使瞳孔连线与水平线平行,并让垂直中线与面部中线一致(图 3-11)。

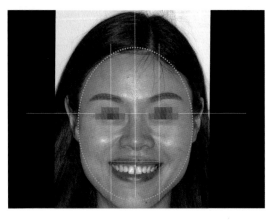

图 3-11 微笑照匹配面部标尺

3. 调整好后,复制该幻灯片,在副本中双击微笑照片,裁剪至只保留嘴唇部分的图像(图 3-12)。

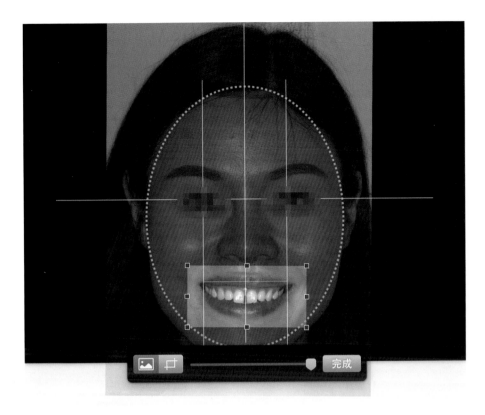

图 3-12　裁剪照片

4. 删除所有辅助线,只保留唇部水平、垂直两条参考线,并将照片与参考线进行组合(图 3-13)。

5. 复制当前幻灯片,将图片调整至便于操作的尺寸(图 3-14)。

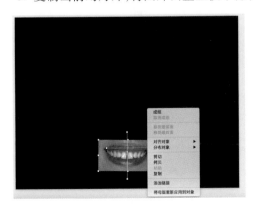

图 3-13　照片与参考线进行组合

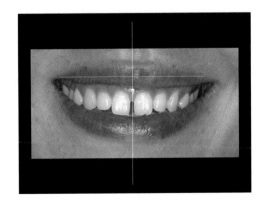

图 3-14　调整图片

6. 使用数字标尺对牙齿进行测量,通过调整尺子大小,使照片中牙齿的比例与实际牙齿测量数据一致(图 3-15)。

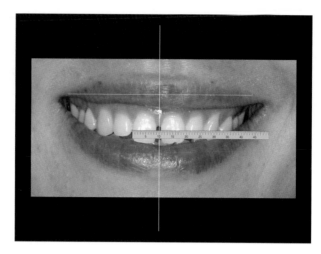

图 3-15 使用数字标尺测量牙齿

7. 在牙齿上寻找参照点,绘制参考线,参考点应选择两张照片上均存在,且易于辨认的点,以便下一步对两张图像进行匹配(图 3-16)。

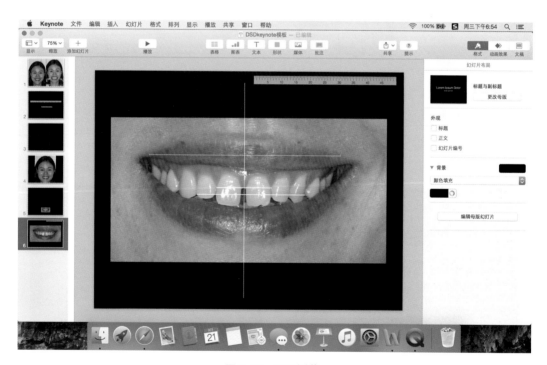

图 3-16 匹配图像

8. 复制拉钩照片至当前页面(图 3-17)。

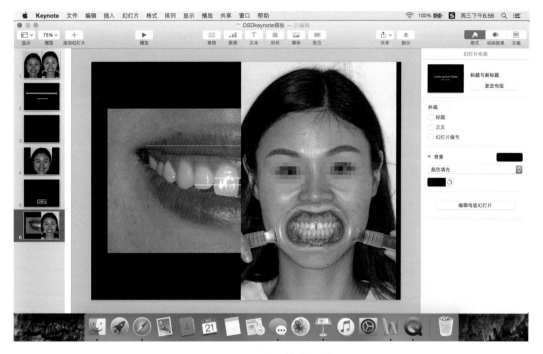

图 3-17　导入拉钩照片

9. 裁剪至只留下嘴唇部分(图 3-18)。

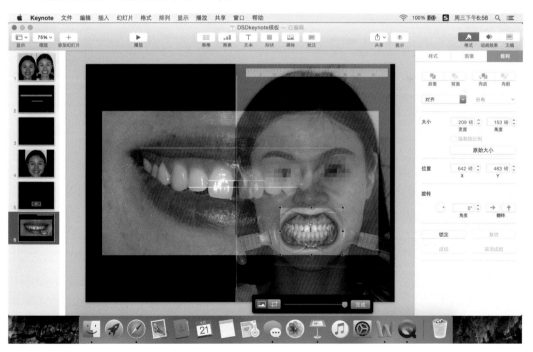

图 3-18　裁剪照片前

10. 裁剪后的图片(图 3-19)。

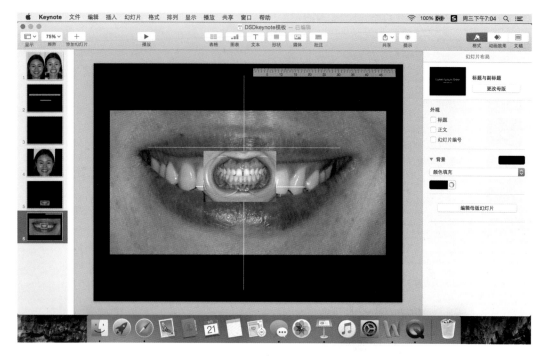

图 3-19 裁剪照片后

11. 将刚才绘制的两条参考线上移至顶层,调整图片的大小,结合旋转,使其与参考点对齐(图 3-20)。

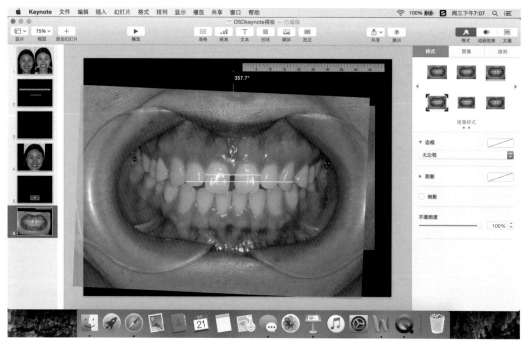

图 3-20 对齐参考点

12. 通过调节图片的不透明度,对比两张照片是否完全对齐(图 3-21)。

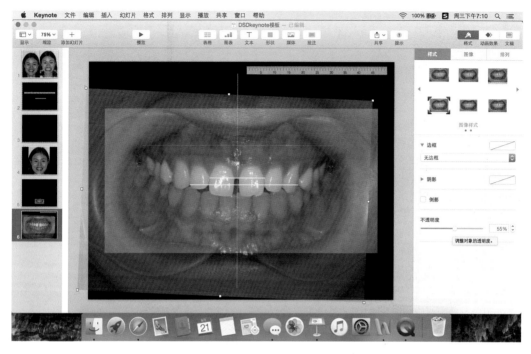

图 3-21　调节不透明度

13. 取消微笑照片的成组,将水平、垂直两条参考线移至顶层,并删除为了匹配 2 张图片所绘制的两条参考线(图 3-22)。

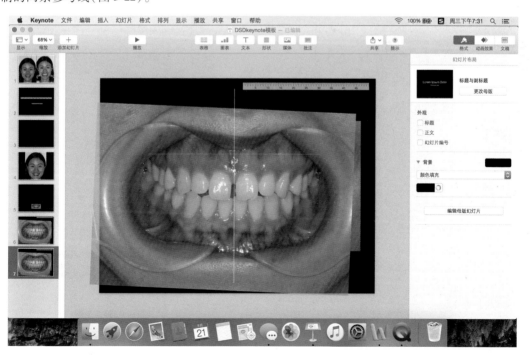

图 3-22　取消微笑照片的成组

14. 将拉钩照片调至不透明度为 0,依据微笑照片的下唇曲线绘制弧线(图 3-23)。

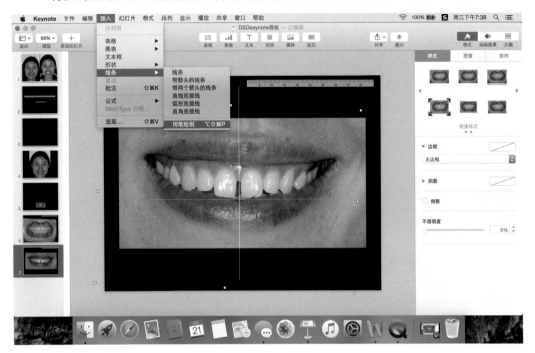

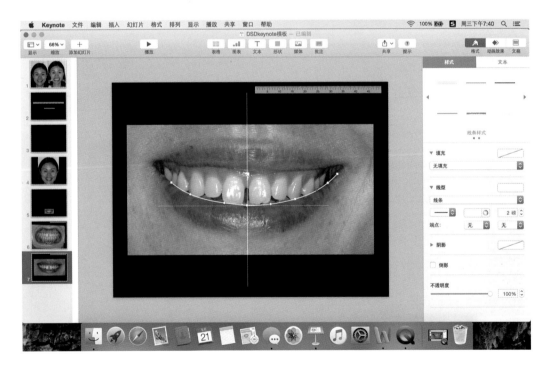

图 3-23　绘制弧线

15. 选取适合的中切牙宽长比比例,一般在 75% ~ 85% 之间(图 3-24)。

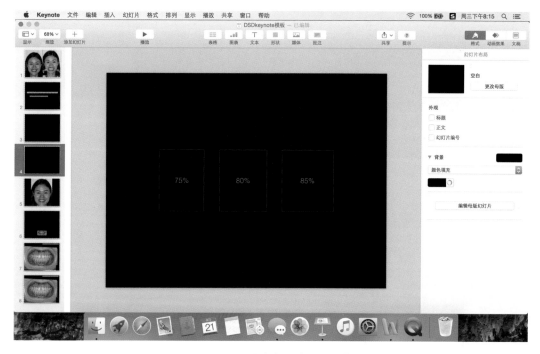

图 3-24　选取中切牙宽长比比例

16. 本病例选取了 85% 的比例,在照片上进行比对检查是否合适(图 3-25)。

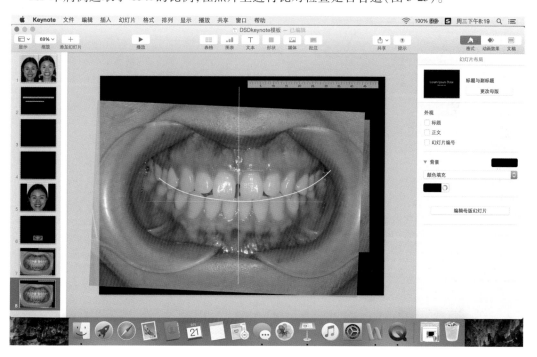

图 3-25　对比照片

17. 将前牙比例尺复制到当前页面中(图 3-26)。

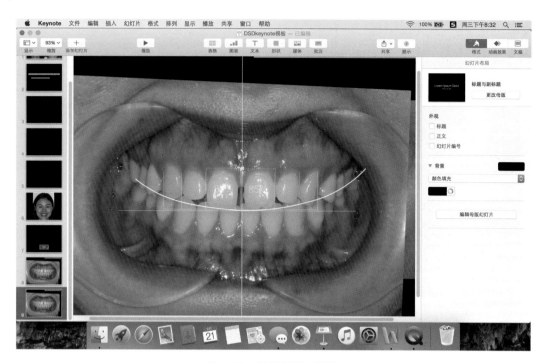

图 3-26　复制前牙比例尺

18. 复制下唇曲线,调整为龈缘曲线(图 3-27)。

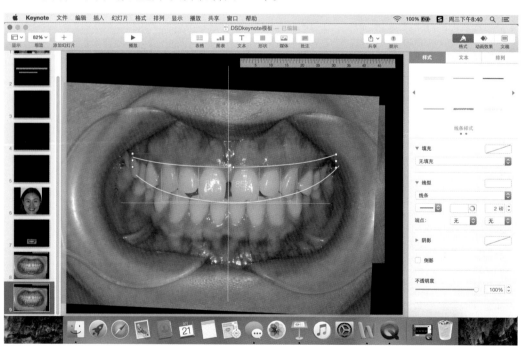

图 3-27　复制下唇曲线

19. 将美学数据库中适合的前牙形态线条复制到当前页面中(图 3-28)。

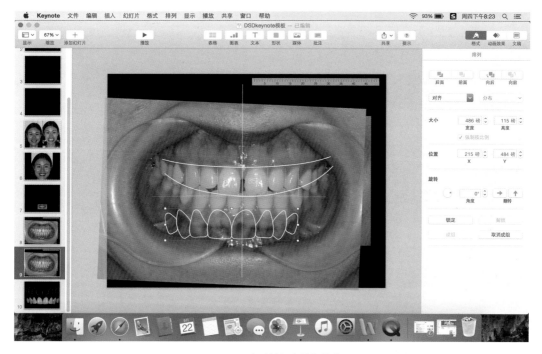

图 3-28　复制前牙形态线条

20. 分别将每个单颗牙形态线条调整到适合的比例(图 3-29)。

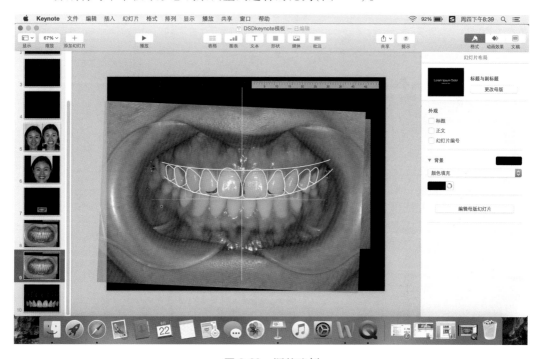

图 3-29　调整比例

21. 去除所有参考线,仅余留形态线条(图 3-30)。

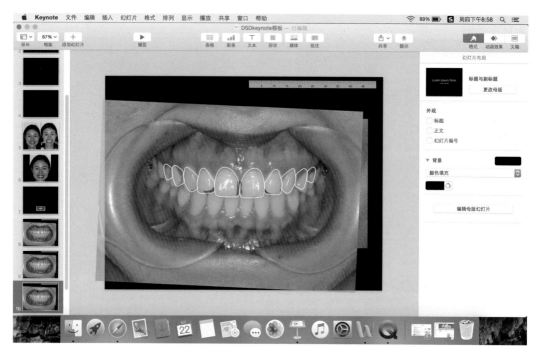

图 3-30　去除参考线

22. 将前牙美学牙齿图片复制到页面中,调整至适合的比例,并删除形态线条(图 3-31)。

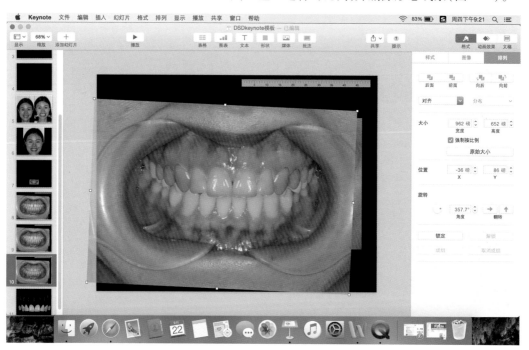

图 3-31　复制前牙美学牙齿

23. 调节美学牙齿图片的曝光、饱和度至与照片和谐(图 3-32)。

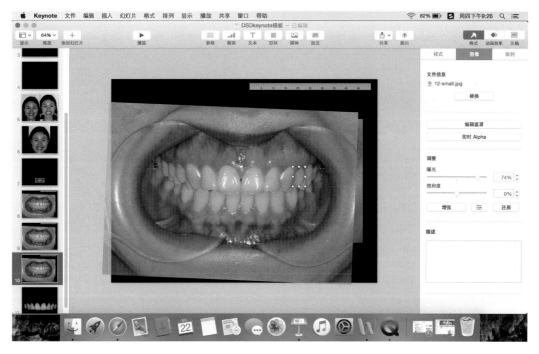

图 3-32　调节美学牙齿

24. 复制当前幻灯片,在新幻灯片中删除拉钩照片(图 3-33)。

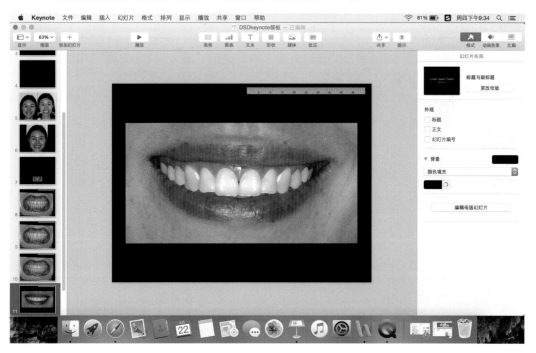

图 3-33　删除拉钩照片

25. 对于此病例,部分牙的牙尖超过了下唇,因此复制面部照片,使用"插入"-"线条"-"用笔绘制",编辑唇部遮罩,遮住暴露的牙尖(图 3-34,图 3-35)。

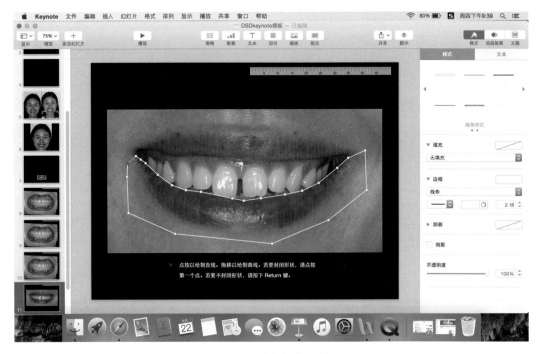

图 3-34　编辑唇部遮罩

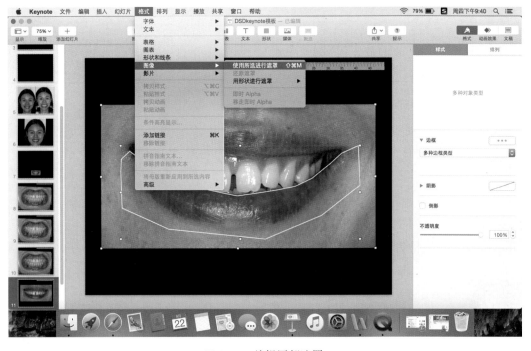

图 3-35　编辑唇部遮罩

　　26. 调整完成,并组合当前页面所有图像(图 3-36)。

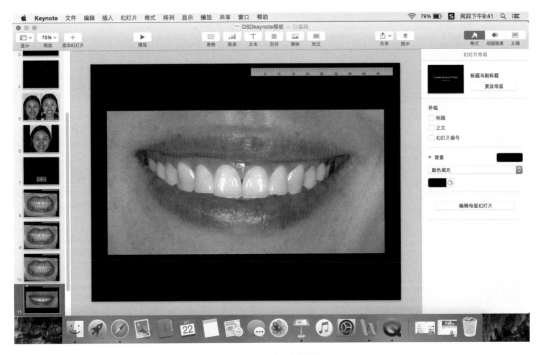

图 3-36　组合图像

27. 调整图片大小，双击进行图像裁剪，恢复原始图片大小（图 3-37）。

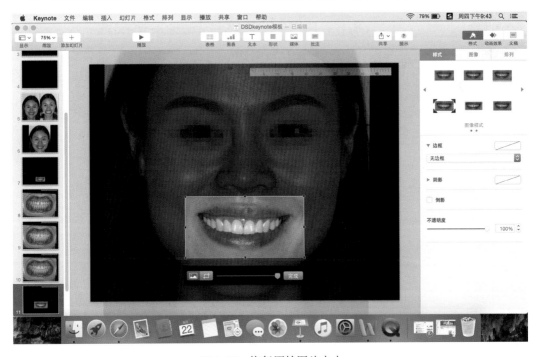

图 3-37　恢复原始图片大小

28. 进行 DSD 前后的照片对比，完成 DSD 工作流程（图 3-38）。

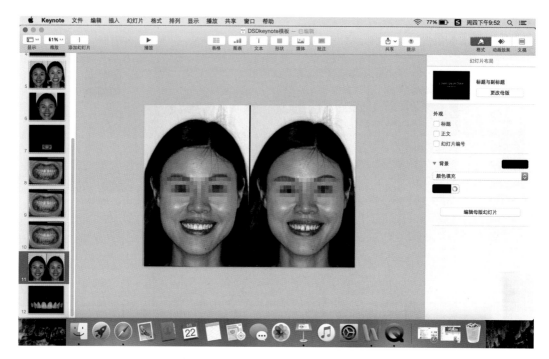

图 3-38 美学设计完成

（周 侧）

第二节 使用 ezDSDPro 软件完成美学设计

ezDSDPro 软件是一款数字化美学设计软件,以其良好的界面属性,便捷的操作,已经越来越被广大美学医师熟悉和认可,并将美学设计的思路通过软件传递给每一位医师,而且可以通过生成的技工单与技师获得良好的沟通,是一款值得推荐的软件。ezDSD 是划时代的口腔美学设计演示软件,它功能强大、简单易用,可以让电脑零基础的口腔医师在数小时内掌握 DSD(数字微笑设计)技术,可以轻松生成 DSD 设计单,准确模拟患者美牙术后效果。

下面以真实临床病例,具体讲解 ezDSDPro 软件在设计和制作美学修复体的应用。

一、临床病例一:ezDSDPro 软件在前牙牙体缺损修复中的应用

患者郭某,女,34 岁,5 年前曾行树脂贴面修复,近期变色,前来就诊,要求重新进行瓷贴面修复。

主诉:上颌前牙缺损数月,要求修复。

现病史:患者 5 年前曾行树脂贴面修复,近年来变色、脱落,要求重新瓷贴面修复。否认心血管、传染病等系统疾病史和药物过敏史,平素体健。

口腔检查:13—23 树脂贴面,11,21,22 牙体缺损,叩(-),探(-)。全口口腔卫生较好,牙石(-),色素(-),牙列不齐,余牙检查未见明显异常。

临床诊断:13—23 牙体缺损

治疗计划:13—23 铸瓷贴面修复

具体治疗步骤:

1. 患者就诊后,常规拍摄口内及正面像,并取印模(图 3-39,图 3-40)。

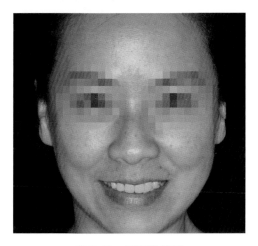

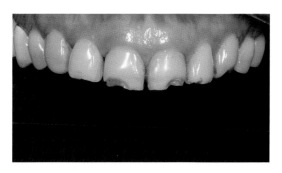

图 3-39　正面微笑照

图 3-40　口内黑背景照

2. 进入软件,对正面像进行裁剪,裁出口周范围(图 3-41)。

3. 插入口内照片,进行两照片的重叠,并确定中线、水平线以及笑线(图 3-42,图 3-43)。

4. 测量中切牙的长宽比例(图 3-44)。

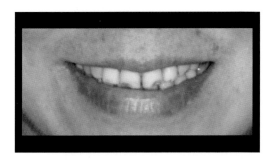

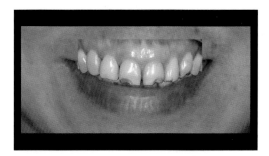

图 3-41　正面像裁剪出口周范围照

图 3-42　两张照片的重叠

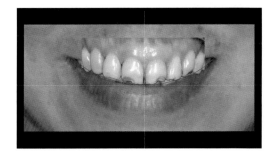

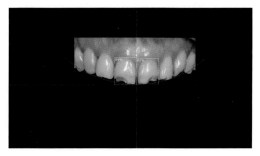

图 3-43　确定中线,水平线以及笑线

图 3-44　测量中切牙的长宽比例

5. 对中切牙的长宽比依据笑线、中线以及水平面进行调整,调整到合适的比例范围(75%~85%),并选择合适的牙型进行上前牙轮廓的描记(图3-45,图3-46)。

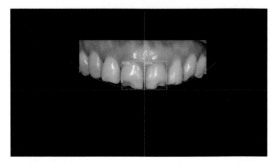

图3-45　中切牙长宽比例的调整

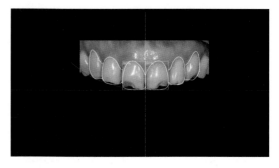

图3-46　前牙外形轮廓的描记

6. 采用比例测量尺对调整范围进行测量、标记(图3-47)。

7. 根据调整后的外形轮廓插入数码贴面,并调整明度和饱和度(图3-48)。

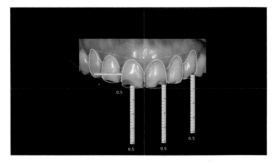

图3-47　对调整范围进行标记和记录

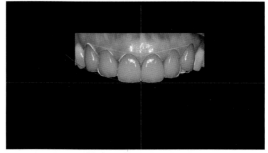

图3-48　插入数码贴面

8. 复位回到正面相,与模拟修复前进行比较(图3-49)。

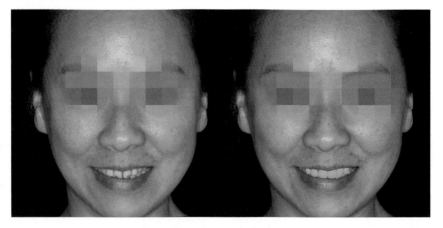

图3-49　模拟修复前后对照比较

9. 依据分析制作诊断蜡型和mock-up,最终完成修复(图3-50,图3-51)。

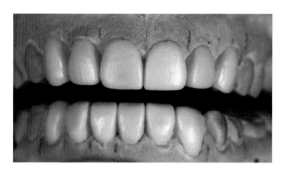

图 3-50 诊断蜡型

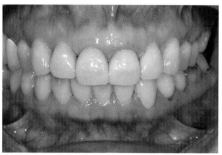

图 3-51 最终完成

（周 炜）

第三节 用 SAI 软件完成美学设计

现在为大家介绍一种简单易用的 DSD 工具——SAI。SAI 的全名是 Easy Paint Tool SAI,是一种手绘画图工具,占用空间小,易于安装,对电脑配置要求低,许多漫画插画作者都使用 SAI 进行创作。与 photoshop 相比,SAI 的功能相对精简,但也拥有多图层编辑功能,色相、饱和度、亮度、对比度调节功能,图像自由变形功能,透明度调节功能等,这些功能基本上可以满足 DSD 设计工作的需要,所以说,SAI"麻雀虽小,五脏俱全",是一种简单易用且效果非常理想的 DSD 工具。

与 keynote 等 DSD 软件相比,SAI、photoshop 作为专业的画图软件,优势在于对图像的色彩、形状处理更加细腻,能够创造出更为自然的 DSD 效果图;但由于画图软件的专业性,操作者需要在设计前进行相关教程的学习,才能把软件应用得更加得心应手。好在现在是网络时代,各种收费、免费的教程非常易于获得,而且 DSD 设计不像专业的图像处理、平面设计对操作人员的要求那么高,了解一些基本的图层使用、色彩调节、图形变换功能,就足以胜任 DSD 设计工作。其中,SAI 软件与 photoshop 相比更加易于上手,如果有精力进行系统的学习,不出两三天,你也可以成为 SAI 软件使用高手。SAI 软件有如下功能(图 3-52~图 3-56):

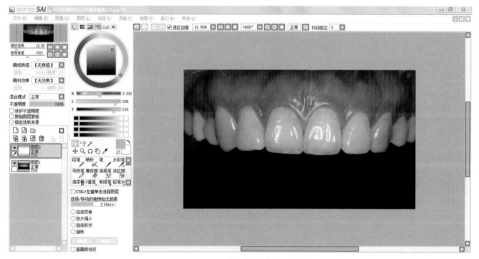

图 3-52 多图层编辑功能

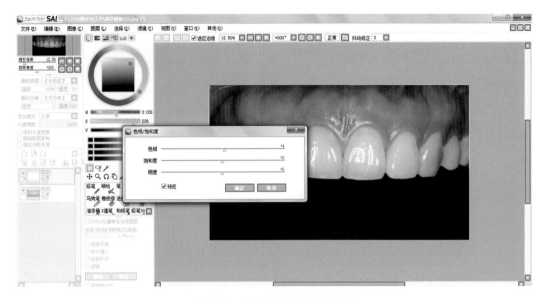

图 3-53　色相、饱和度调节功能

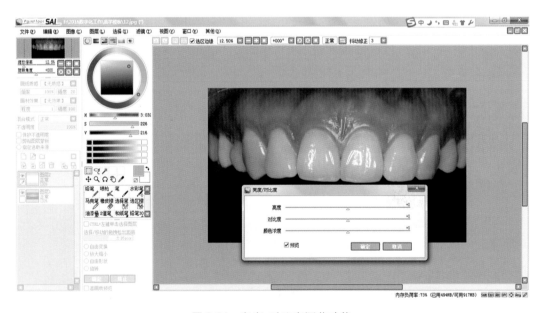

图 3-54　亮度、对比度调节功能

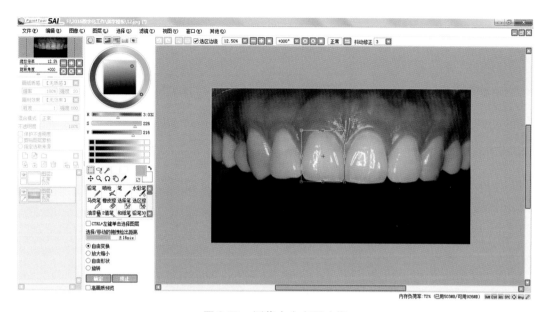

图 3-55　图像自由变形功能

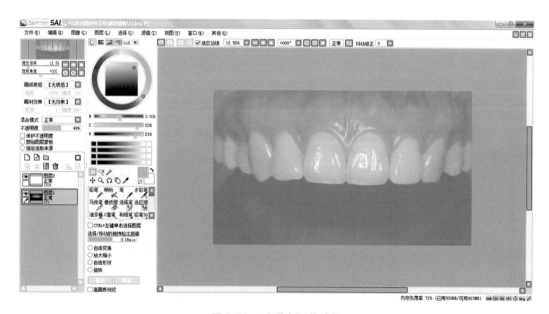

图 3-56　透明度调节功能

下面以真实临床病例,具体讲解 SAI 软件在设计和制作美学修复体的应用(图 3-57 ~ 图 3-67)。

拍摄患者正面部的影像。以瞳孔连线为水平线,面部中线为纵线,两耳暴露范围一致,以鼻子为中心,包含全部面部,患者展现最大的自然微笑。

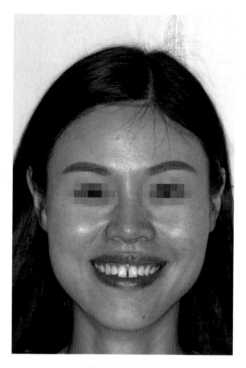

图 3-57　拍照

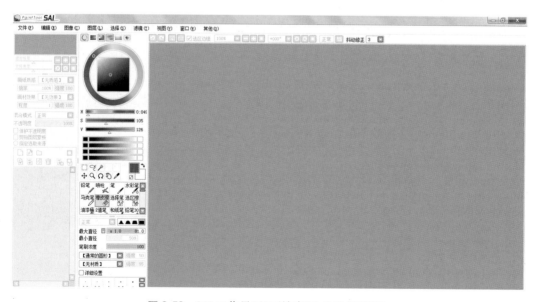

图 3-58　SAI 工作界面(可搜索"Sai"进行下载)

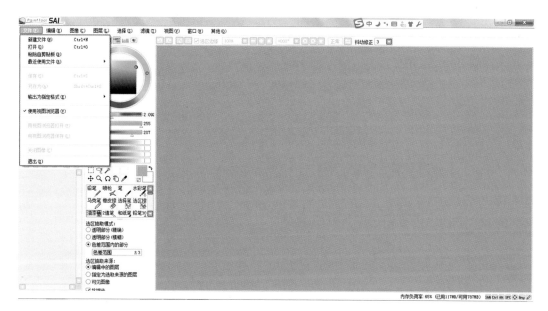

图 3-59　新建文件

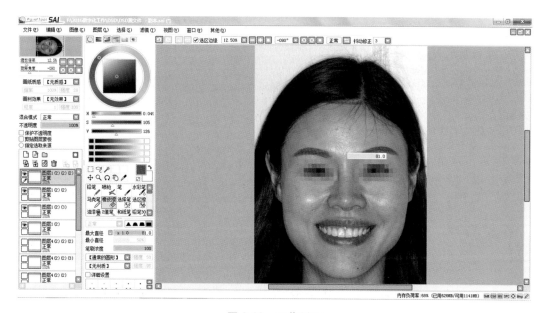

图 3-60　工作界面

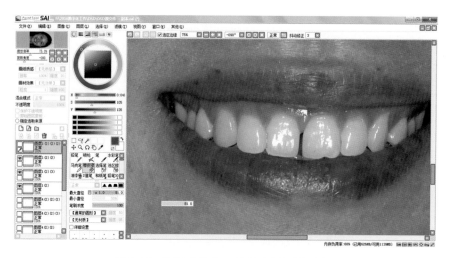

图 3-61　可随意放大,对局部图片进行编辑

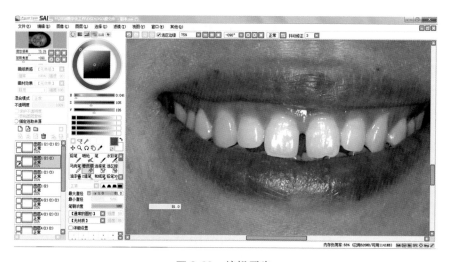

图 3-62　编辑牙齿

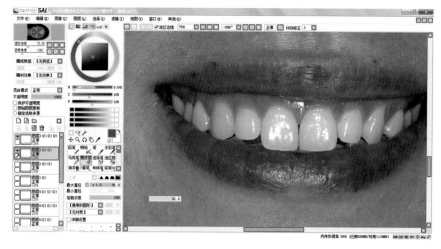

图 3-63　编辑牙齿

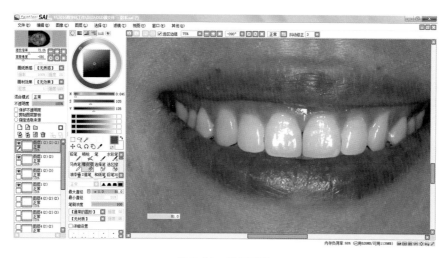

图 3-64　编辑牙齿

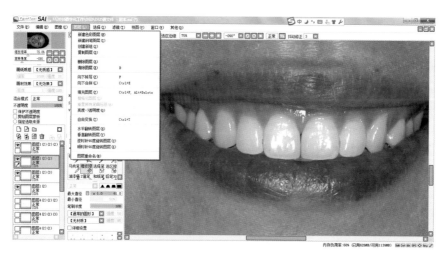

图 3-65　编辑图层

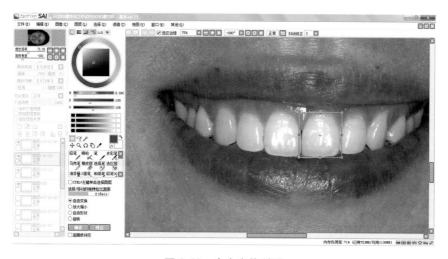

图 3-66　自由变换牙形

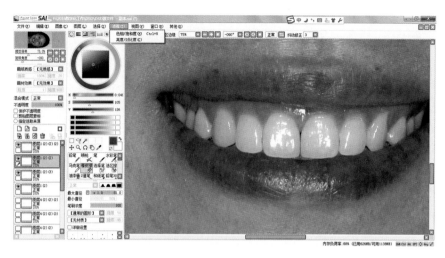

图 3-67 调整牙齿颜色

Keynote 和 Sai 两种软件的比较 (表 3-1) 。

表 3-1 两种软件的比较

Keynote	Sai
画线容易	画线较困难
对"牙齿贴片"形状、颜色编辑能力一般	对"牙齿贴片"形状、颜色编辑能力强
只能在苹果电脑上使用	在微软系统中可使用
添加文字容易	不能添加文字
	占用电脑空间小,随时可以下载使用

(梁 倩 赵 爽)

第四章

3shape 在前牙美学修复中的应用

第一节　3shape 软件数字化设计制作临时树脂冠

在临床工作中,很多情况下,由于患者年纪小、拔牙创愈合时间不足或咬合重建等因素,患者无法行冠、桥的最终修复,因此常常需要借助树脂冠作为临时性修复体,达到美学和功能的恢复,并为后期的永久修复提供良好的软、硬组织的保障。

作为临床常规使用的方法,通常是医师或技师进行自凝或热凝暂时树脂冠桥的制作,该方式虽然简便,但是仍然存在着精确度低、容易产生气泡造成缺陷等不足。随着科技的发展,通过数字化进行个性化设计并直接切削树脂冠的方法越来越受到临床医师的关注和赞赏。下面以真实临床病例,具体讲解 3shape 软件在设计和制作树脂临时固定修复体中的应用。

临床病例一　3shape 软件在前牙牙体缺损修复中的应用

患者李某,男性,16 岁,运动时造成左侧上颌前牙折断,患者前来就诊,要求修复(图 2-1)。

主诉:左侧上颌前牙缺损数日,要求修复。

现病史:患者数日前因外伤,造成左侧上颌前牙缺损,1 周前曾在我院进行过根管治疗,患者否认心血管、传染病等系统疾病史和药物过敏史,有吸烟史,平素体健。

口腔检查:21,22 牙牙冠折裂,约 1/2 冠方组织缺失,21,22 牙根管口暂封,叩(-),探(-)。全口口腔卫生较好,牙石(-),色素(-),牙列整齐,余牙检查未见明显异常。

影像学检查:X 线片显示 21,22 牙根充良好,根尖孔封闭良好。

临床诊断:21,22 牙体缺损。

治疗计划:1. 21,22 纤维桩+树脂核,21,22 树脂临时冠修复。

2. 待成年后,21,22 更换永久冠修复体。

具体治疗步骤如下:

1. 患者就诊后,常规取印模,制作诊断蜡型,复诊后,经与患者及其家长、口腔技师的三方沟通,最终认可诊断蜡型外形。使用扫描软件,快速获取诊断蜡型表面数据。

2. 牙体预备　按照最终所选择的全冠修复体要求与方法进行牙体预备,若基牙有龋坏组织,在基牙预备时,则需要除净龋坏组织。若除净龋坏组织后,基牙上形成较大的窝洞,可使用光固化树脂填补,以防止影响取模和形成共同就位道。因患者 21、22 缺损较大,因此增加纤维桩+树脂核修复,提高抗力形和固位形。如图,21、22 纤维桩+树脂核,排龈,基牙预备(图 4-2)。

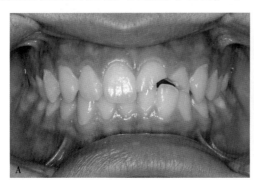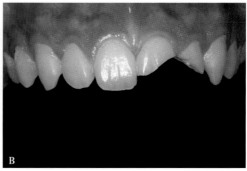

图 4-1　修复前口内照

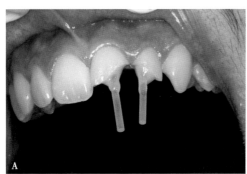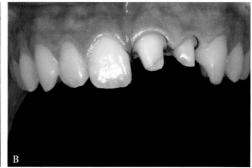

图 4-2　根管打桩,牙体预备

3. 硅橡胶两步法取模,翻制超硬石膏,再次扫描,获得预备后基牙的数据,导入 3shape 软件,进行数字化设计(图 4-3~图 4-9)。

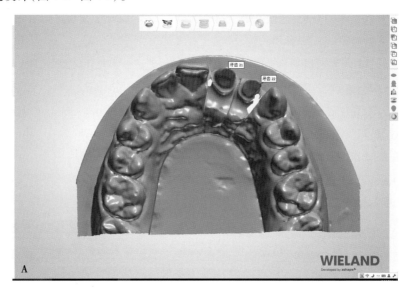

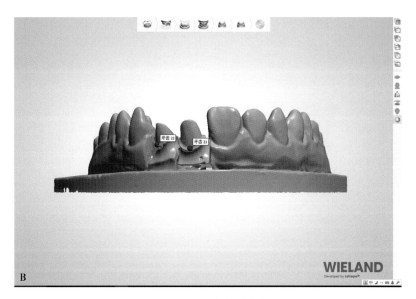

图 4-3　3shape 扫描石膏模型

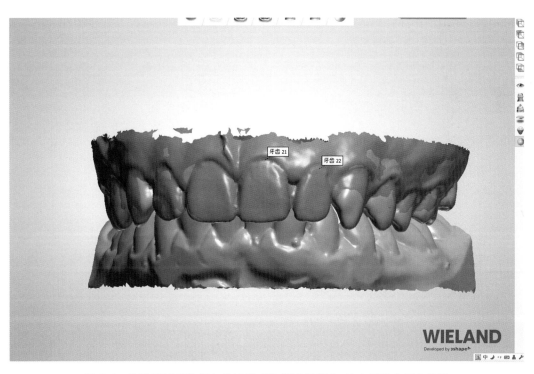

图 4-4　将诊断蜡型数据与基牙模型数据进行拟合，检查预备空间和外形

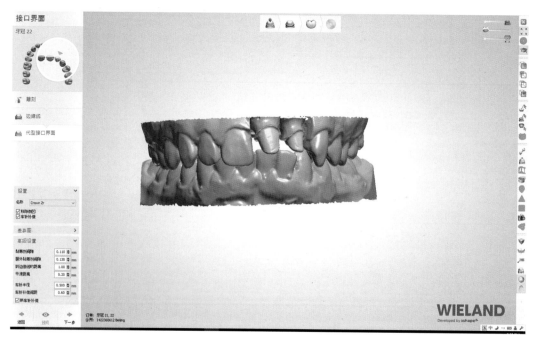

图 4-5 按照临床标准,预留粘接剂的空间

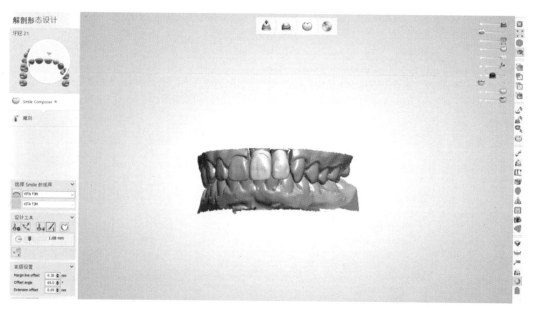

图 4-6 将原诊断蜡型多余数据去除,仅留 21,22 数据

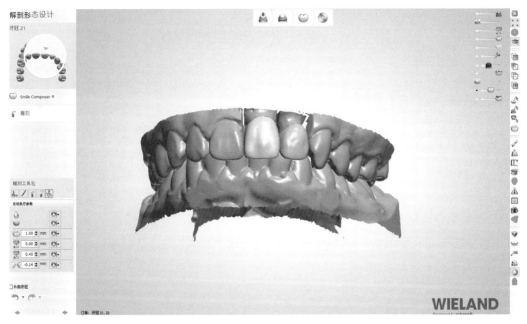

图 4-7 按照基牙模型,调整数字化修复体边缘,并精修,完成数字化树脂冠。将数据导入 CAM 设备,加工完成 21,22 树脂冠

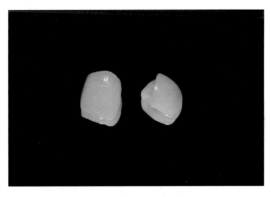

图 4-8 CAD/CAM 加工完成的树脂冠

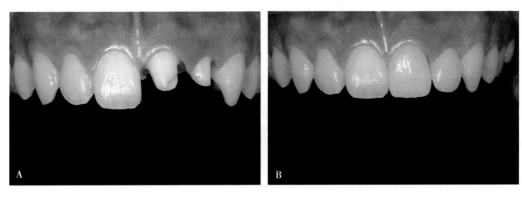

图 4-9 21,22 佩戴 CAD/CAM 树脂冠,就位顺利,边缘密合,具有较好的红白美学效果

第二节　数字化诊断蜡型的制作

诊断蜡型对于前牙美学修复具有重要的指导意义,随着 CAD/CAM 技术的发展,数字化诊断蜡型开始逐渐代替传统的人工制作诊断蜡型。

在口腔修复患者中,主诉为前牙排列不齐或前牙间隙等要求美容修复的患者,对于义齿美学的要求往往高于对功能的要求。患者向医师提出个性化的美学要求,需要医师准确地传递给技师。而医患、医技之间由于教育背景、专业知识、掌握的信息量不同,对美观常存在不同的认识。在前牙美学修复时,医患、医技之间对最终美学效果的认识是否达成一致,将直接影响到修复治疗的成败。诊断蜡型可以作为医患、医技间强有力的沟通工具来获得最佳美学修复效果。随着 CAD/CAM 技术的发展,数字化诊断蜡型逐渐开始取代传统的人工制作诊断蜡型。

临床病例

患者李某,17 岁,外伤导致上颌前牙缺损,来我院修复科诊治(图 4-10)。

主诉:上颌前牙 1 周前外伤致牙体缺损,曾进行过牙体牙髓治疗,平素体健,无系统疾病史和药物过敏史。

口腔检查:全口口腔卫生一般,牙齿表面存在软垢,11,21,22 牙体缺损,其中 21,22 缺损范围较大,21 腭侧缺损区位于龈下 2~3mm,松动Ⅱ度,11,22 不松动,21 牙龈外形较低,余牙检查未见明显异常。

影像学检查:12,11,21,22 根充良好,根尖周未见明显异常,21 牙根较短。

治疗计划:1. 全口牙周洁治。

2. 12-22 诊断蜡型。

3. 21 择期拔除、22 纤维桩+树脂核,12—22 暂时固定桥修复。

4. 待患者成年后,牙龈外形稳定,全瓷固定桥修复。

处理:患者牙周洁治后,取上下颌印模,模型扫描后,导入 3shape 软件。

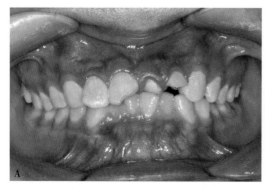 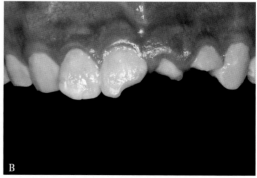

图 4-10　修复前口内照

　　3shape 软件制作数字化诊断蜡型,将扫描获得的初印模数据导入 3shape 软件,因为是未制备模型所以需要我们利用 3shape 中的模型修改工具将模型制备。首先,在工作模上标记齿位(图 4-11,图 4-12)。在相应的牙齿上点击相应的标记点,环绕牙齿一周(正常情况是标记在牙齿的边缘,由于该病例未制备模型,所以标记时需确定边缘位置标记)。

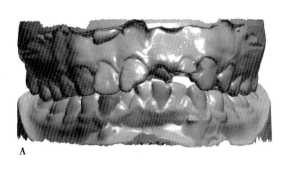

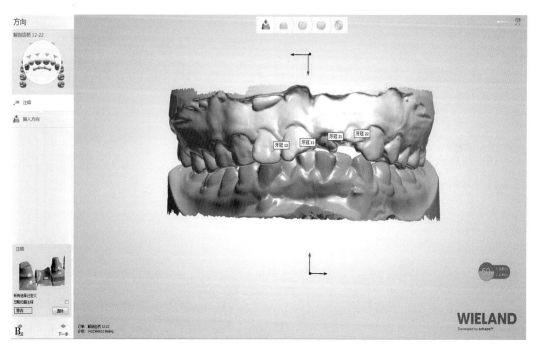

图 4-11　3shape 扫描后,标记齿位

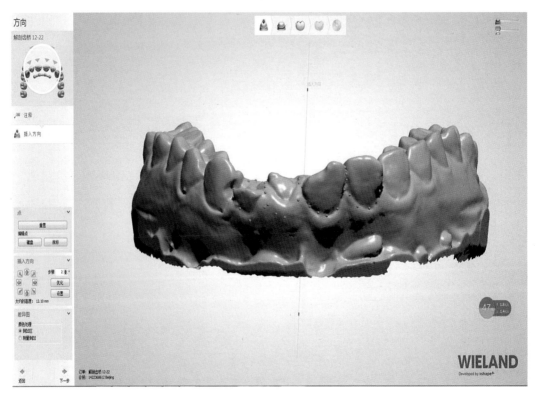

图 4-12 标记齿位

对模型进行修剪制备,初步预留出唇侧修复空间(图 4-13)。

在修整好的模型上,进行边缘线的标记(图 4-14)。

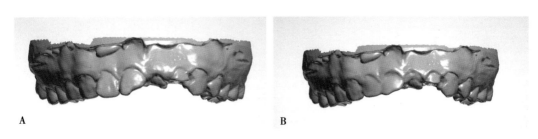

A   B

图 4-13 制备前后效果

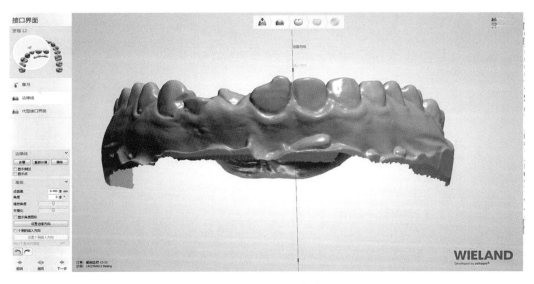

图 4-14　标记边缘线

　　进行牙齿解剖形态的初步设计,在工具栏中点击 SMILE 数据库第一个选项进入选择与邻牙形态相近的牙齿数据(图 4-15~图 4-19)。

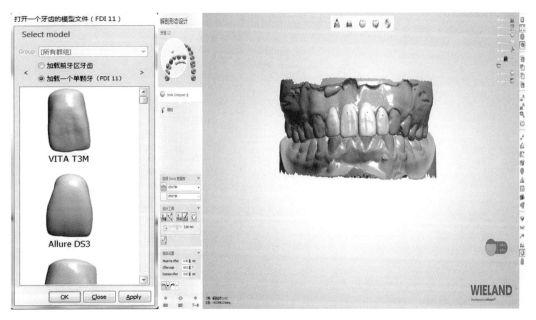

图 4-15　牙齿解剖形态的初步设计

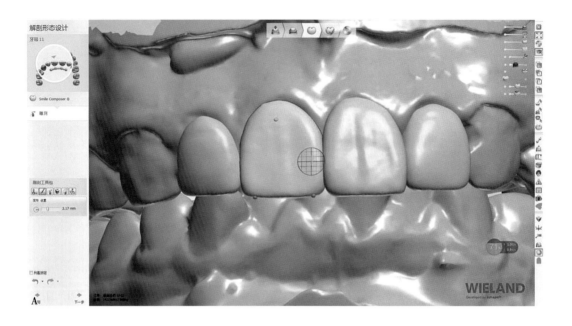

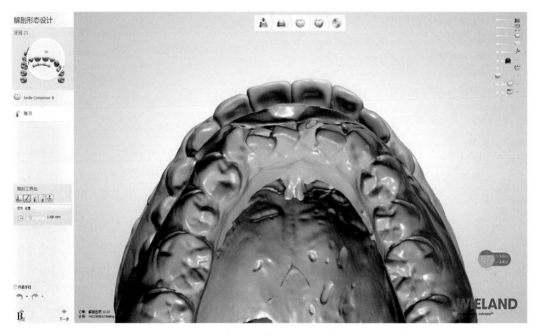

图 4-16　调节牙齿的大小比例和咬合(22 腭侧可见红色圆圈处即为咬合高点,需要调整)

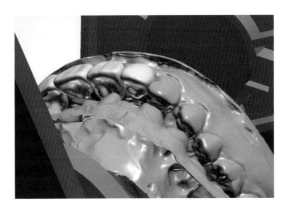

图 4-17　使用模拟𬌗架进行前伸、侧方运动测量,进一步将咬合干扰点去除

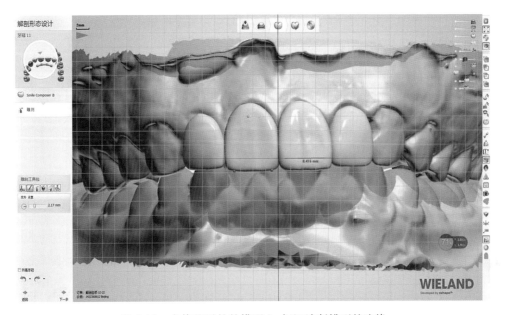

图 4-18　在修整后的的模型上,标记诊断蜡型的边缘

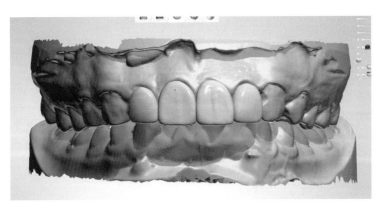

图 4-19　完成牙齿的排列

（吴　江）

第三节 数字化设计冠延长手术导板

对于美学修复而言,红色美学,即牙龈牙周组织的健康是最终修复成功的关键。但是在临床上,通常会见到旧修复体侵犯了结合上皮附着、牙龈不对称、基牙过短等情况,需要使用牙周外科治疗重建获得足够的牙冠长度和组织健康的牙龈形态。因此,在牙周外科过程中,精确地修整牙龈外形,对于后期"红白美学"的重建,有着重要的意义。近年来,随着数字化技术的不断发展,我们可以通过设计并制作冠延长手术导板,来达到精确手术治疗的目的。

临床病例

患者张某,男性,27 岁,上颌前牙修复后半年后牙龈反复肿胀出血,来修复科要求治疗。

主诉:上颌前牙牙龈反复肿胀不适数月,要求治疗。

病史:患者上颌前牙曾因外伤缺损,经完善根管治疗后冠修复,大约半年后,牙龈反复肿胀,容易出血,曾重新修复过,但上述状况并未改善。患者否认心血管、传染病等系统疾病史和药物过敏史,无吸烟史,平素体健。

口腔检查:全口口腔卫生一般,牙石(+),色素(+),11,21 全瓷冠修复,牙龈红肿,轻探出血,11,21 牙龈位置较正常低,余牙检查未见明显异常。

影像学检查:11,21 根充良好,根尖周未见明显异常。

临床诊断:1. 11,21 不良修复体。

2. 牙龈炎。

治疗计划:1. 拆除 11,21 不良修复体。

2. 全口牙周序列治疗,11,21 行牙周外科治疗。

3. 择期制作临时冠进行牙周组织改建、重塑。

4. 待牙周组织愈合后,重新 11,21 冠修复。

通过患者的个人情况,对患者进行了数字化美学设计(DSD),患者对设计后的外形表示满意,并同意遵循该治疗计划完成(图 4-20,图 4-21)。

按照 DSD 设计后的数据,制作诊断蜡型。然后分别将原始模型和诊断蜡型模型扫描,导入 3shape 软件中。打开订单管理器,新建患者→新建模型组 01→导入上颌预制备模型→制作模型底座。再次新建模型组,新建模型组 02→导入上颌原始模型→制作模型底座。新建第三个模型组,导入模型,注意此时我们将预制备模型作为上颌,原始模型作为下颌,点击导入(因为常规导入模型只能分别导入上下颌,此案例我们将原始模型作为下颌导入,预制备件作为上颌导入,目的是为了使预制备件与原始模型重合在一起)。导入后因为模型都是上颌(XYZ 轴相同),所以两组模型便会重合在一起。为了方便摘戴,我们会把导板数据与两组模型相匹配,所以它们需要重合在一起(图 4-22~图 4-26)。

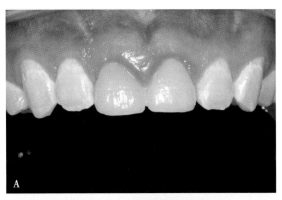

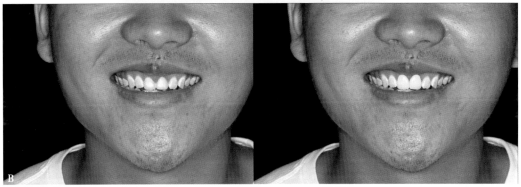

图 4-20　修复前照片

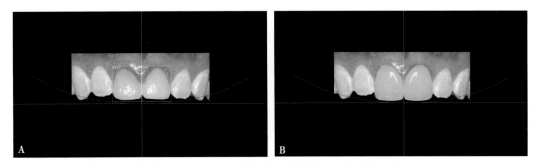

图 4-21　口腔原始情况和 DSD 模拟后的情况对比

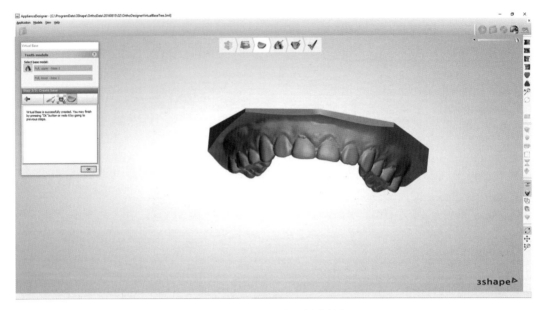

图 4-22　打开矫治器制作软件

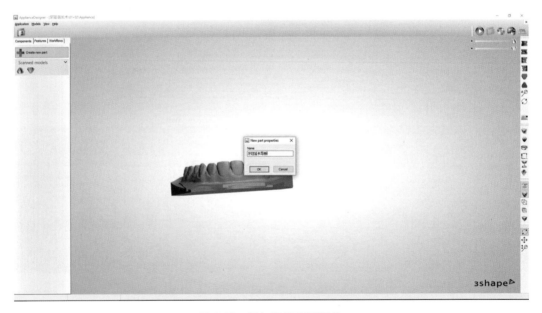

图 4-23　添加导板所用部件

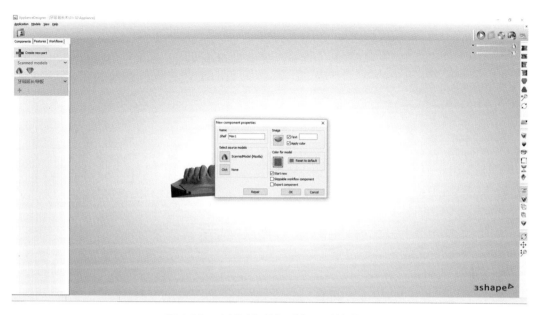

图 4-24　选择添加导板对象,预制备模型

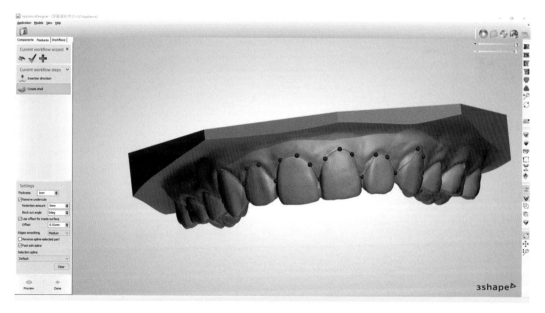

图 4-25　画出导板外形线

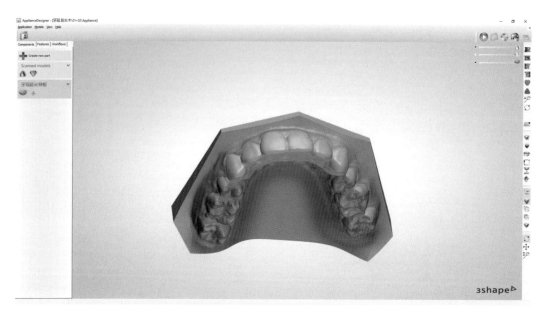

图 4-26 完成后点击完成,自动生成导板

以上我们完成了在预制备模型上的导板设计,但是我们需要将导板带到患者口内,如果牙冠设计与患者口内现有牙齿存在差异的话,导板就位会受阻,所以之后我们会将此导板与原始模型做匹配,去除就位阻碍部分(图 4-27~图 4-34)。

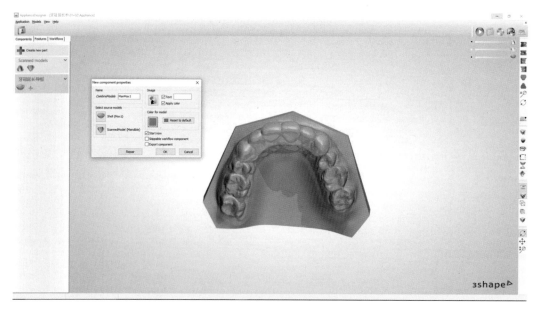

图 4-27 利用组合工具,组合导板与原始模型

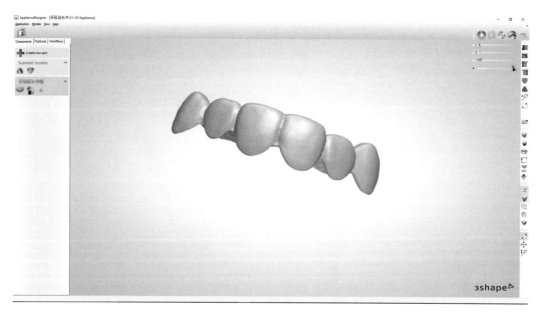

图 4-28 结合后的新导板,既能匹配预制备件,也能匹配原始模型

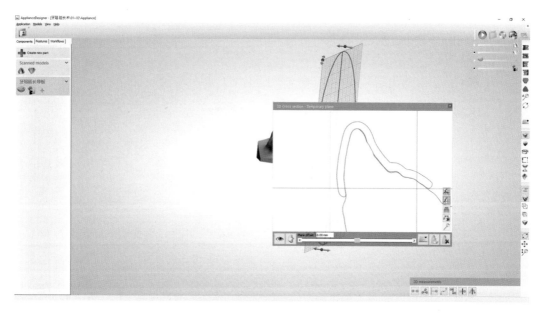

图 4-29 应用横截面工具,检查贴合度

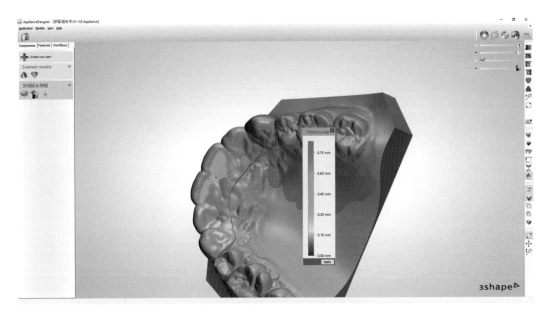

图 4-30　应用厚度检查工具检查导板厚度

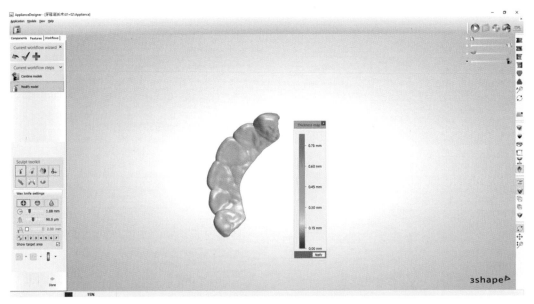

图 4-31　根据颜色检查厚度,红色部分为过薄部分。如有过薄部分,打开蜡刀工具添加材料,以增强强度,完成后选择输出按钮,导出导板 STL,进行加工

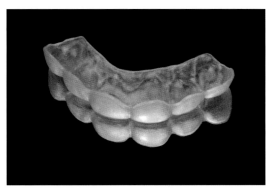

图 4-32　打印完成后的导板

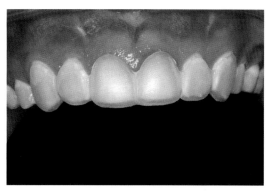

图 4-33　试戴导板

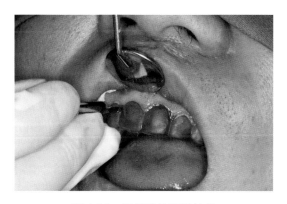

图 4-34　导板指导冠延长术

（吴　江）

第五章

CEREC 系统在前牙美学修复中的应用

数字化技术在牙科领域的卓越表现使我们能高效地解决口腔修复领域的问题。CEREC 系统是目前广泛应用的 CAD/CAM 系统,也是唯一能够在椅旁和技工室都能得到应用的操作系统。CEREC 系统扫描设备的主要特点为:简便、快速、精准;其设计软件较为直观、照相拟真、操作简便。CEREC 配套的研磨加工设备精准、快速、功能全面。随着 CEREC 设计软件的不断研发,其功能性也越来越强,不仅仅应用于临床常见修复体的设计制作,其 CEREC 系统内配置的微笑设计软件在临床上也逐渐受到临床医师的青睐及应用。借助微笑设计软件,可以在考虑患者的口腔和面部的情况下设计前牙的美学修复体,在设计过程中可以通过分析工具在颌骨模型和显示患者的视图之间进行切换,达到在三维空间评估患者的美学状态。

下面以真实临床病例,具体讲解 CEREC Smile design 软件在前牙美学修复中的应用。

患者李某,女性,28 岁,上颌前牙牙间隙多年,影响美观,要求修复。

现病史:患者牙齿替换完成后,上颌前牙间一直有间隙存在,不影响咀嚼,且无其他不适,现影响美观,遂来我院就诊。

既往史:患者否认心血管、传染病等系统疾病史和药物过敏史,平素体健。

口腔检查:11,21 可见明显牙间隙,11,21 牙体完好,12,22 牙冠长度与 11,21 不协调,过短。12-22 龈缘位置正常,全口口腔卫生较好,牙石(−),色素(−),牙列整齐,余牙检查未见明显异常。

临床诊断:1. 11,21 牙间隙

治疗计划:1. 建议正畸治疗,关闭牙间隙。

2. 11,21 贴面修复或 12-22 贴面修复。

处置:和患者沟通后,患者强烈要求 12-22 贴面修复。采用 CEREC 微笑设计软件进行贴面大小、形态的设计,患者满意后,直接采用 CEREC 切削系统,制作完成,具体操作步骤如下:

1. 拍摄患者正面部的影像(图 5-1,表 5-1) 以瞳孔连线为水平线,面部中线为纵线,两耳暴露范围一致,以鼻子为中心,包含全部面部,患者展现最大的自然微笑。

2. 采用 Omnicam 真彩摄像快速、流畅地对前牙区进行扫描获取数字化印模 真彩扫描不需喷粉,缩短了取像时间,患者张口时间缩短,舒服度明显提高。扫描时需要注意以下事项:

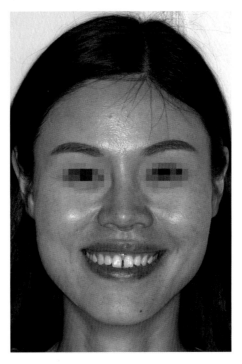

图 5-1　患者正面微笑像

表 5-1　照片属性要求

允许使用的格式	分辨率
①jpeg/jpg ②bmp ③png	至少 200 万像素

（1）首先，调节扫描时体位（图 5-2）。医师，患者和椅旁操作系统成一直线，便于扫描时直视扫描图像。

（2）接通系统后，摄像头需要 15~20 分钟的预热时间。如果 Omnicam 的镀层蓝宝石盘片没有充分预热，会导致其在拍摄时蒙雾，造成无法拍摄。

（3）扫描过程中，助手利用口镜或吸唾牵拉口唇及颊侧软组织，暴露取像部位（图 5-3），不得在扫描区附近使用棉卷，如果部分棉卷进入取像区，将导致取像错误。如软组织牵拉不够，颊舌侧影像会出现黑色伪影，影响图像精度。

（4）将取像分为 4 个连续的序列：①𬌗面；②颊面；③舌面；④邻面

1）𬌗面扫描（图 5-4）：注意保持 CEREC Omnicam 扫描头与待测量表面的距离，必须保持在 0~15mm 之间（最佳距离：5mm）。摄像头不得位于牙齿或牙龈上。首先将 CEREC Omnicam 定位在起点，CEREC Omnicam 位于备牙远中方向的邻牙上，沿着近中方向扫描，经过备牙，直至近中区域的牙齿。

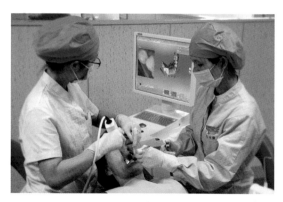

图 5-2　扫描时体位

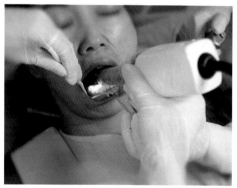

图 5-3　扫描过程中,助手利用口镜或吸唾牵拉口唇及颊侧软组织,暴露取像部位

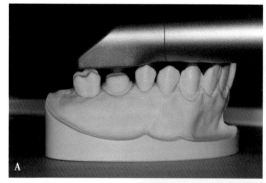

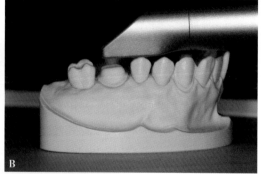

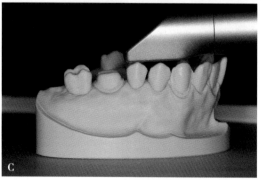

图 5-4　殆面扫描顺序

2)颊面扫描(图 5-5):注意保持 CEREC Omnicam 位于备牙近中的邻牙之上。

①将 CEREC Omnicam 向颊侧转动 45°~90°(最大角度)。

②沿远中方向移动 CEREC Omnicam 越过预备牙,经过整个颊面。

③进行颊面扫描时注意横握 CEREC Omnicam。移动时不要向垂直方向倾转。

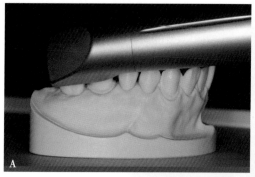
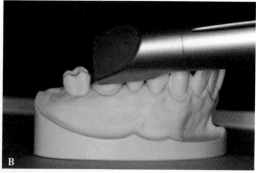
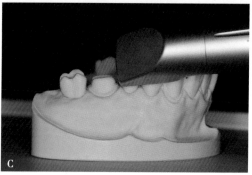

图 5-5　颊面扫描顺序

3）舌面扫描（图 5-6）：保持 CEREC Omnicam 位于备牙远中方向的邻齿之上。

①将 CEREC Omnicam 从颊面 90°位置向另一侧转动至舌面 45°～90°。

②沿近中方向移动 CEREC Omnicam 越过预备牙，经过整个舌面。

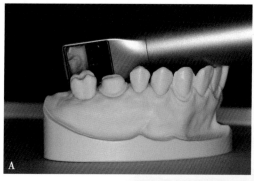
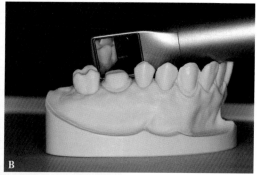
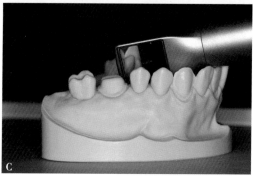

图 5-6　舌面扫描顺序

4)邻面扫描(图 5-7):在颊面朝备牙移动,保持 CEREC Omnicam 沿远中和近中进行邻接面取像。此时,通过波浪式移动在殆面、颊面和舌面经过备牙取像。

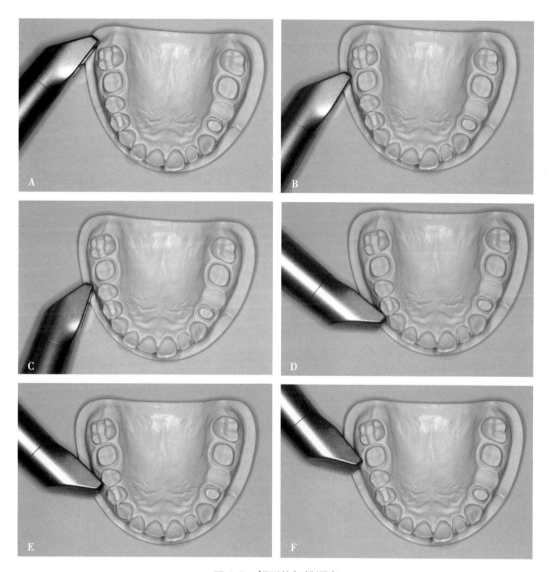

图 5-7　邻面的扫描顺序

3. 将模型轴里的定位编号与牙齿编号吻合(图 5-8),T 形十字线代表切牙的切缘点;点状面积部分代表磨牙;条纹状面积部分代表前磨牙;填满面积部分代表切牙。根据软件的预设值对颌骨模型进行校准。

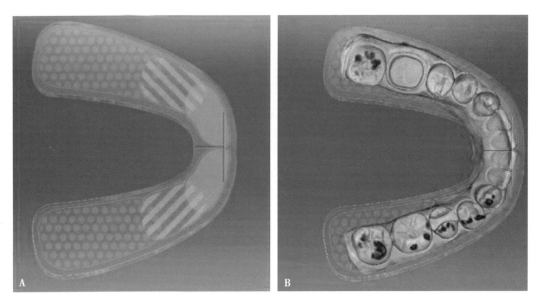

图 5-8 模型轴的定位编号与牙齿编号吻合

4. Smile design 阶段:模型阶段中的"设置模型中心轴"步骤结束后请点击"Next",软件切换至"笑容设计"功能。

(1)调整辅助层面(图 5-9):辅助层面有助于简化颌骨在患者图像中的定位过程。

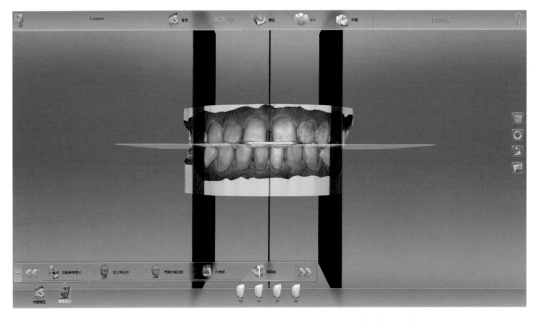

图 5-9 调整辅助层面有助于简化颌骨在患者图像中的定位

（2）加载参考图片（图 5-10）。

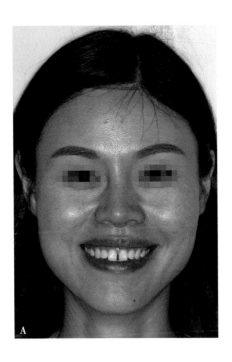

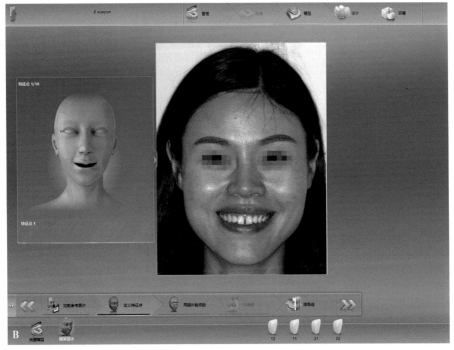

图 5-10 将正面像载入微笑设计软件

（3）在患者图像中设置参照点（图 5-11）：设置参照点能够更精确的连接正面像与面部模型。

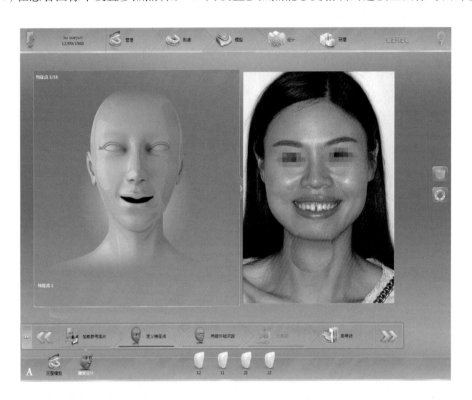

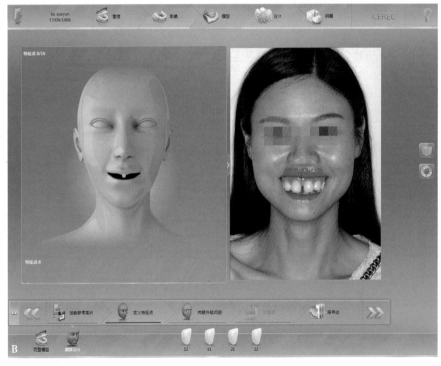

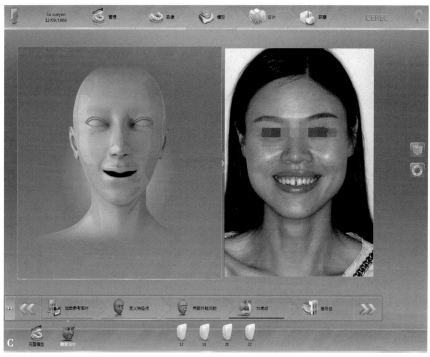

图 5-11　在患者图像中设置参照点

（4）调整眼角的间距（图 5-12）：请使用合适的测量仪器测量两个眼角点之间的间距。切换至"横向眼角距离"步骤。滑动滑块调整数值。为了精确连接 3D 面部模型和颌骨，这个步骤是必须要执行的。

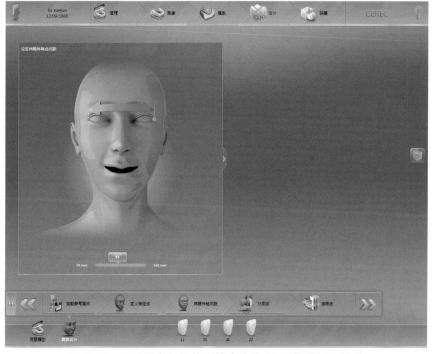

图 5-12　调整眼角间距能更精确连接 3D 面部模型和颌骨

（5）绘制边缘线（图 5-13）：双击基牙颈部的任意位置开始输入，沿备牙颈缘移动光标，绘制修复体边缘线。要求扫描时颈缘清晰，无唾液和血液污染，保持干燥，尽可能排龈后扫描。

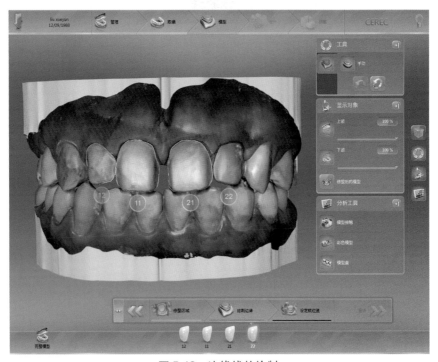

图 5-13　边缘线的绘制

（6）设定就位道（图 5-14）。

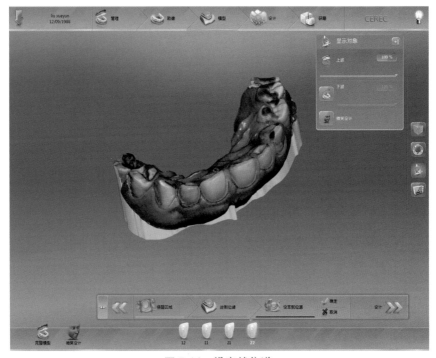

图 5-14　设定就位道

（7）编辑修复体（图 5-15）。

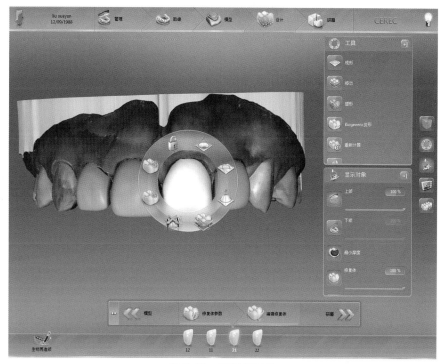

图 5-15 编辑修复体

（8）完成后的修复体（图 5-16）。

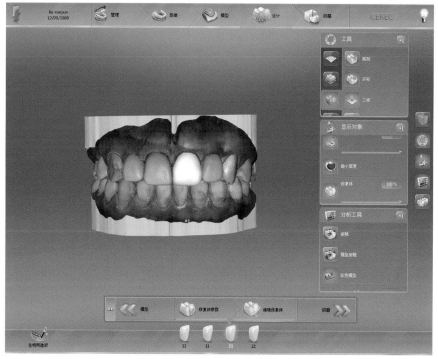

图 5-16 设计完成的修复体形态

（9）修复体与患者微笑照片整合，与患者沟通设计后的牙齿形态，根据患者对美观的要求，适当调改后确定最终修复体形态（图 5-17）。

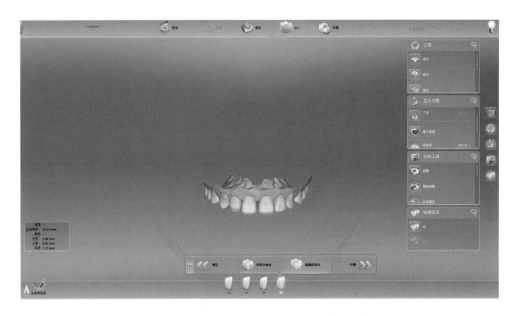

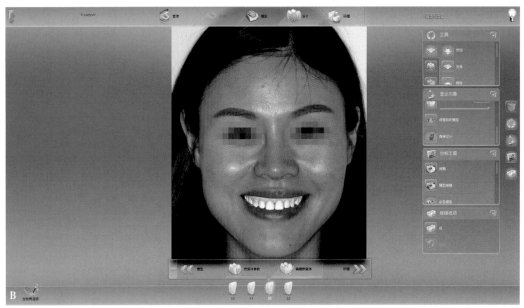

图 5-17　修复体与患者微笑照片整合

（10）将瓷块在研磨仪摆放正确位置后，直接数据导入配套的 CEREC 研磨仪，进行修复体的切割研磨（图 5-18）。

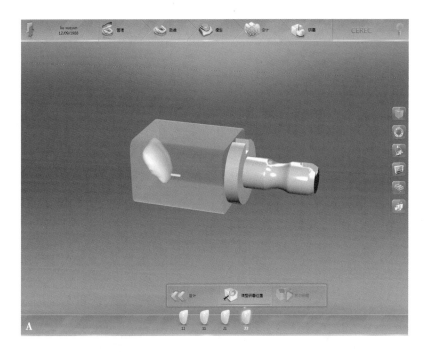

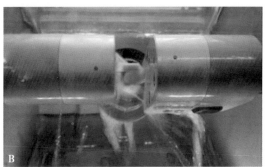

图 5-18　研磨仪开始研磨修复体

（11）研磨后的修复体，未烧结前进行初步的调磨，并在患者口内进行试戴，初步调𬌗（图 5-19，图 5-20）。

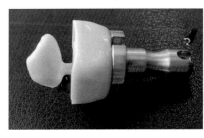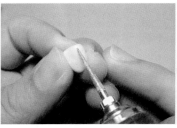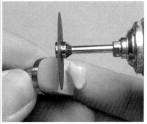

图 5-19　未烧结前由技师进行初步的调磨

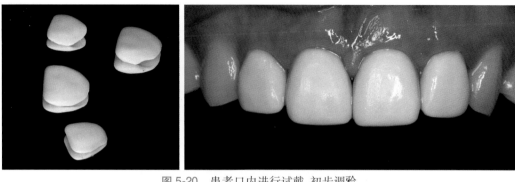

图 5-20　患者口内进行试戴，初步调殆

（12）修复体上釉，烧结后在患者口内试戴、粘接（图 5-21，图 5-22）。

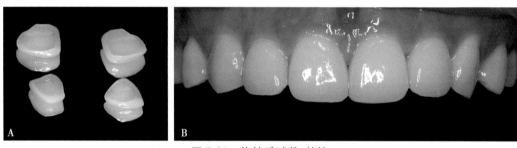

图 5-21　烧结后试戴、粘接

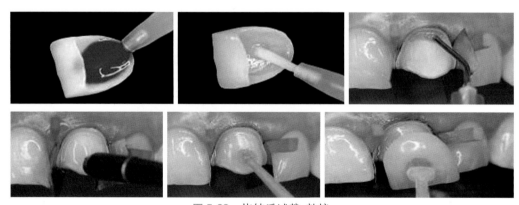

图 5-22　烧结后试戴、粘接

（13）术前术后对比照片（图 5-23）。

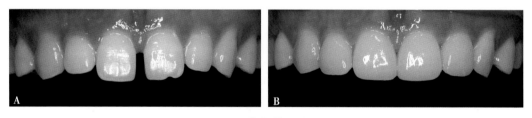

图 5-23　修复前后对比照

（李倩倩　陈志英）

第六章

虚拟𬌗架实现数字化调𬌗

　　𬌗架是一种用于模拟人体咀嚼器官结构和功能的机械装置,在口腔修复过程中,正确应用𬌗架能精确模拟患者的咬合关系,重现口腔的结构和功能,以便在𬌗架上完成的义齿戴入口腔后能与机体达到形态和功能的协调。1805 年 Gariot 发明𬌗架后,𬌗架的发展由简单𬌗架到完全模拟人体下颌运动的全可调𬌗架,满足各种临床需求。我们都知道,如果制作的修复体"过高",则需花费很大精力在临床上去调磨,一方面,金属固定桥,调磨困难;另一方面,大量的调磨还会使精心设计的𬌗面形态丧失,即使后期高度抛光,也会带来一系列的问题,诸如表面光洁度不够,色素易于沉着;对对颌牙的磨耗增加。因此,在传统修复体制作过程中,在条件许可下尽量采用面弓转移颌位关系,在半可调𬌗架或全可调𬌗架上完成修复体的制作,大大提高了医师的工作效率。

　　20 世纪 70 年代,Duret 首次将计算机辅助设计与制作概念引入口腔修复学领域,开创了口腔科数字化的新时代。随着数字化技术在口腔修复中的应用,医师、技师追求完美的梦想不再遥不可及。但在追求美学修复效果的同时,如果不考虑咬合功能,即使做的再完美的"数字塑型"冠也不会获得成功,数字化修复流程的关键同样也是"功能"。随着数字化技术的推广,医师和技师的工作模式得到了极大改变。从手工制作全解剖的修复体到最终抛光的整个过程可以通过现代的软件系统进行简化。目前市场上不断涌现越来越多的 CAD/CAM 系统,大部分系统软件中集成了𬌗架功能,可以模拟静态和动态功能,如前伸、后退和侧方运动,而且各种运动可以在电脑屏幕上清晰地显示。软件系统中对应于机械𬌗架(mechanical articulator)的部分,我们称之为虚拟𬌗架"(virtual articulator)虚拟𬌗架是基于机械𬌗架设计的,是机械𬌗架的数字化升级版,按对应的机械𬌗架有所不同,不同厂家产品又可细分为以下 3 种类型:

　　(1)对应于一种品牌的𬌗架(图 6-1):例如德国 AmannGirrbach 公司的 Ceramill 系统,复制了该公司的 Artex 实物𬌗架产品。

　　(2)对应于多种品牌的𬌗架:例如丹麦 3 Shape 公司的 Dental System,可兼容 AmannGirrbachArtex CR、KaVo PROTAR、Whip Mix Denar、SAM、Ivoclar Stratos 300 等𬌗架产品。

　　(3)不对应任何品牌但可模拟其他品牌的𬌗架:例如德国 Sirona 公司的 Cerec in LAB 系统,其虚拟𬌗架(图 6-2)并无实物原型,但可通过任意调节髁突间距、Bonwill 三角等𬌗架设计参数模拟已知品牌的实物𬌗架。

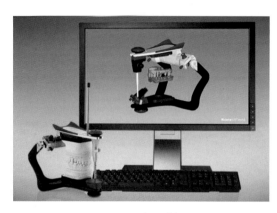

图 6-1 虚拟𬌗架

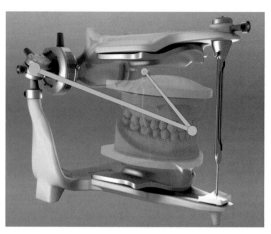

图 6-2 虚拟𬌗架

在不同的软件系统,虚拟𬌗架设置窗口有下颌运动的相关参数的选项(例如前伸髁导斜度,侧方髁导斜度),获得患者个体的个性化口颌系统参数后,直接输入对应选框,操作者通过移动鼠标即可模拟下颌的各种运动(开、闭口,前伸、后退,左、右侧侧方运动)。与实物𬌗架相比,系统能够记忆下颌各种个体化运动过程中的轨迹与咬合信息,自动分析整理,为后续义齿咬合设计提供参考。

如何设置虚拟𬌗架是我们获得理想数字化修复体必须考虑的问题。在口颌系统中,下颌相对于上颌进行功能运动,而不同患者上颌颌弓在三维空间上相对其颞下颌关节位置存在较大差异。那么,在虚拟𬌗架上如何体现患者的上颌牙弓相对于其双侧颞下颌关节的个性化位置的铰链轴关系呢?目前国内市场上的 CAD/CAM 系统中只有 AmannGirrbach 公司的 Ceramill 系统能够实现从实物𬌗架到虚拟𬌗架的铰链轴转移,它通过一个与其实物𬌗架等效的转移台(fixator)(图 6-3)和特别加高设计的扫描仪(Ceramill map 400)(图 6-4)来实现,但由于 ceramill map 400 扫描仪价格昂贵,在中国口腔市场很难普及。其他厂家的 CAD/CAM 系统只能将上颌模型定义在𬌗架平均𬌗平面位置,并不能实现真正意义上的个性化的上颌颌弓对颞下颌关节的位置关系。

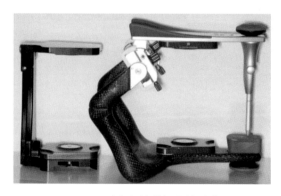

图 6-3 对应机械𬌗架的转移台

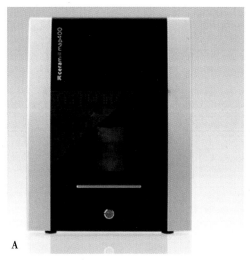
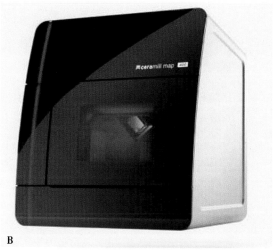

图 6-4　Ceramill map 400

　　在前牙美学修复中,前导和后导共同控制下颌的各种运动。后导包含左右前伸髁导斜度与侧方髁导斜度,在虚拟𬮴架中髁导分别规定了下颌前伸、后退,左右侧方运动的路径轨迹,不同患者,甚至同一患者颞下颌关节左右两侧髁导数值存在明显差异。目前大多数口腔技工加工中心为了简化工序或医师未能提供临床实测髁导值,而对所有病例均采用平均髁导值定义虚拟𬮴架。结果所制作的修复体在临床需要调磨的时间过长,严重影响医师的工作效率和修复体的美学和功能效果。因此,如要取得更好的修复效果还应在系统中赋予其临床实测值指导修复体设计。

　　前导包括切牙和尖牙的引导角度及轨迹,在前牙修复中与髁导共同控制下颌的各种运动。与髁导不同之处在于,前导是唯一一个能够被操作者设计改变的因素。它的临床意义是能使下颌前伸或侧方运动时仅受前牙接触控制,所有后牙都能达到即刻的咬合分离,从而达到避免𬮴干扰、保护后牙的目的。对于所有涉及前牙修复的病例,理论上都应根据其前导临床实测值进行修复体设计。

　　虚拟𬮴架是传统实物𬮴架的数字化升级版,至今提出还不足 20 年,尚处于一个最新的发展阶段。目前在国内的应用还处于采用口颌系统的平均值参数应用于虚拟𬮴架,未能实现真正意义上的体现患者个性化的数字化修复。随着临床面弓和实物𬮴架规范化操作技术的普及和推广,越来越多的临床医师和技师开始熟练掌握实物𬮴架的临床应用,因此,目前在不能实现完全由实物𬮴架到虚拟𬮴架转移的条件下,还是建议医师将在实物𬮴架上获得患者的口颌系统的参数,输入到数字化设计的虚拟𬮴架的参数对话框内,避免均采用平均值。下面用图示说明如何获得患者个性化的口颌系统参数,并结合到数字化美学设计的功能修复中。

一、转移上颌牙齿对颞下颌关节的位置关系（图6-5～图6-9）

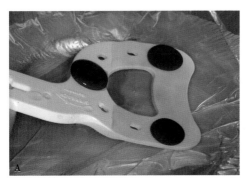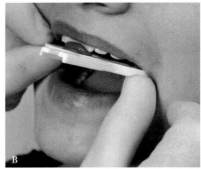

图6-5　首先将𬌗叉放入患者口内

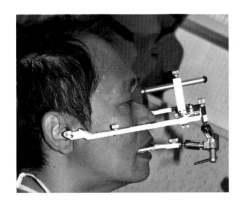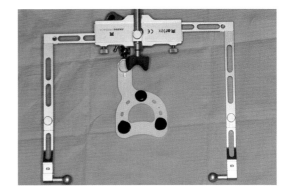

图6-6　面弓转移上颌对颞下颌关节的关系　　　图6-7　将万向体与𬌗叉一起从面弓取下

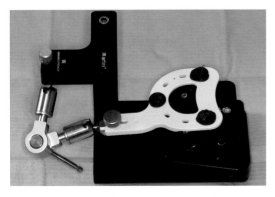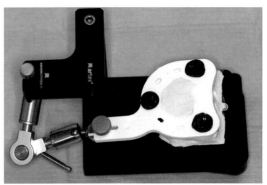

图6-8　将万向体的关节插入转移台的沟槽　　　图6-9　转移台上填充零膨胀石膏

二、调整殆架，固定石膏模型（图6-10～图6-12）

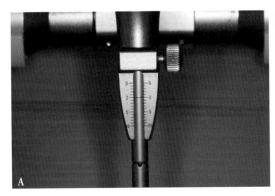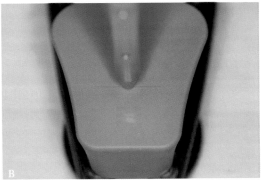

图6-10　切导指针刻度对准0刻度

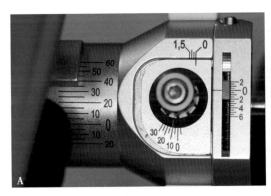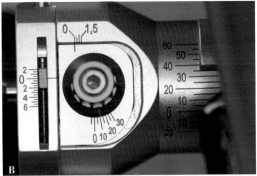

图6-11　调整左右侧前伸髁导斜度为平均值35°，侧方髁导斜度平均值10°，瞬时位移为0

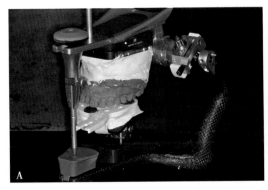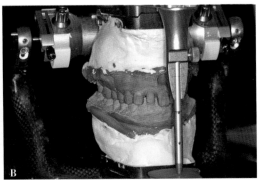

图6-12　利用磁性台将模型转移到殆架上并根据上下颌牙尖交错位的位置关系，将下颌模型转移到殆架，石膏模型安装完成

三、口内制取前伸、侧方咬合记录（图6-13~图6-16）

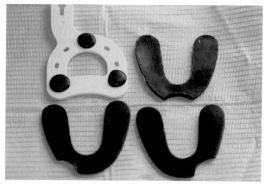

图6-13　用咬合记录蜡片检查咬合，以获得咬合动态信息

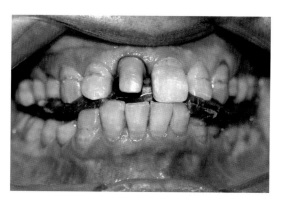

图6-14　患者做下颌前伸运动，切对切咬合

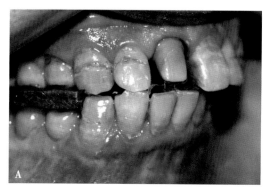

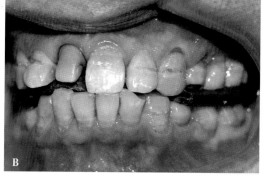

图6-15　患者做下颌侧向运动（双侧尖牙对尖牙分别进行咬合）

四、获取前伸和侧方运动的动态数据（图6-17~图6-24）

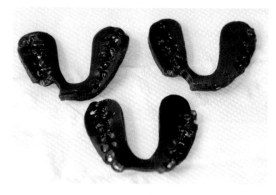

图6-16　记录动态信息的咬合蜡片

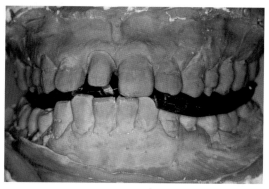

图6-17　前伸蜡片放在模型中间，锁定在前伸位

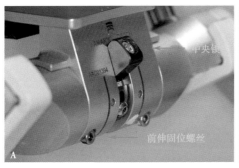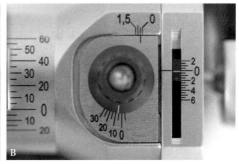

图 6-18 放松中央锁和前伸螺丝，ISS 放置在 0.5

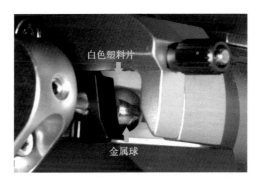

图 6-19 调整前伸旋钮，使白色塑料盘和金属球接触

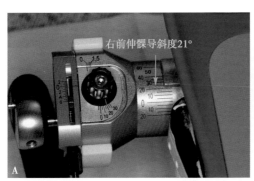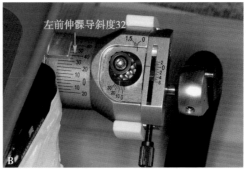

图 6-20 前伸刻度盘上读出数值

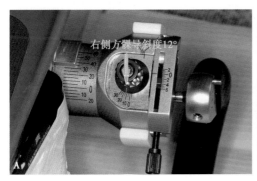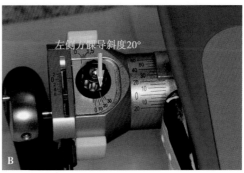

图 6-21 侧方髁导斜度

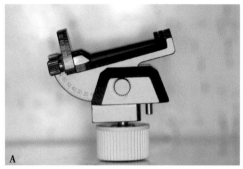
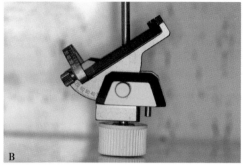

图 6-22　个性化切道盘,获取前导动态信息

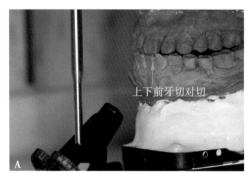
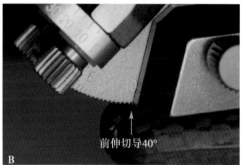

图 6-23　安装,校正切导盘

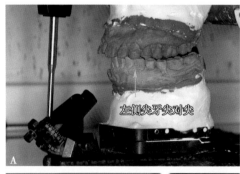
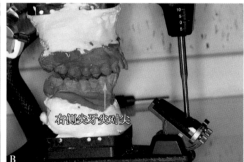
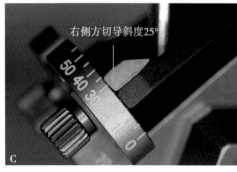
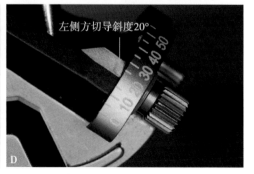

图 6-24　侧方切导斜度

五、医师向技师提供的信息(表 6-1)

表 6-1 医师向技师提供的信息

左前伸 髁导斜度	右前伸 髁导斜度	左侧方 髁导斜度	右侧方 髁导斜度	前伸切 导斜度	左侧方 切导斜度	右侧方 切导斜度	备注
32°	21°	20°	12°	40°	20°	25°	

六、打开 CAD 设计窗口,冠设计完成后点击殆架参数对话框(图 6-25)

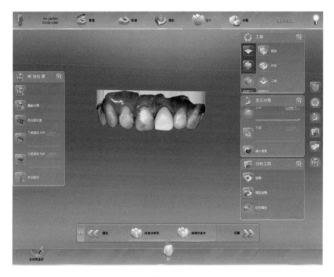

图 6-25 殆架参数对话框

七、将患者个性化参数输入对话框(图 6-26)

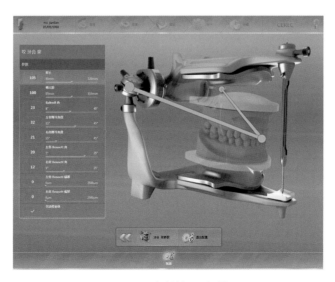

图 6-26 参数输入对话框

八、模拟下颌前伸运动(图 6-27)

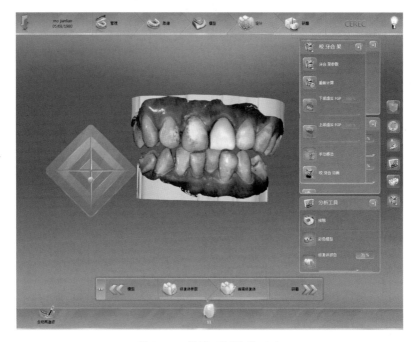

图 6-27　模拟下颌前伸运动

九、模拟下颌右侧侧方运动(图 6-28)

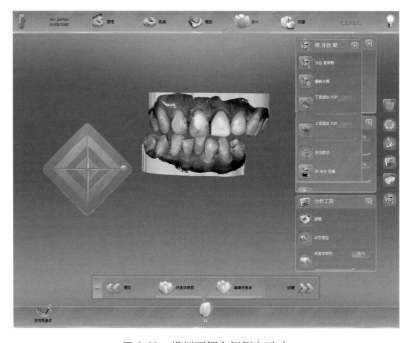

图 6-28　模拟下颌右侧侧方运动

十、模拟下颌左侧侧方运动 (图 6-29)

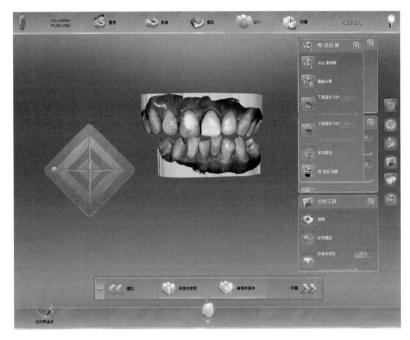

图 6-29　模拟下颌左侧侧方运动

在模拟下颌各种运动中,显示早接触点,达到调殆目的。

（杜发亮）

第七章

完全数字化设计与制造修复体技术

在美学修复过程中,口腔医师常常关注的一个重要参数是牙齿的唇面形态,而往往忽视了牙齿的舌侧形态。但牙体形态和生理功能是密切相关的,形态结构是功能活动的物质基础。在进行咀嚼活动时,牙冠的形态、突度可影响咀嚼过程中食物对牙龈表面的作用。如果修复体形态恢复的正常,那么食物对牙龈能起按摩的作用,促进血液循环,有利于牙龈的健康。若牙冠突度过小或平直,食物经过该处将给牙龈过大的压力;反之,若牙冠突度过大,食物经过该处则不能触及牙龈,均不利于牙龈组织的健康。在临床实际工作中我们也发现,刚刚完成时的牙冠无论是牙齿的颜色还是周围的牙龈组织都是处于非常健康的状态,但是使用一段时间后,牙冠和周围的牙龈组织出现了不和谐的状态;牙龈颜色异常,牙龈红肿,探之出血。我们分析原因的时候,常常关注的是牙冠的边缘是否和肩台的边缘密合,牙冠是否侵犯了生物学宽度,但我们可能忽略了一个重要的方面,即是否正确恢复了牙冠的唇颊面和舌面突度,牙龈红肿是否是食物的不适当的撞击造成的。另外,牙冠唇颊侧、舌腭侧形态、突度恢复不当时,一方面患者将感觉牙冠过厚或过大;另一方面,不适的牙冠形态会破坏原有的唇颊肌和舌肌的平衡。因此,如何获得患者原有的牙体轴向突度和𬌗面形态,尽量复制牙体缺损前的解剖形态是我们每个口腔修复工作者应该追求的一个目标。

数字化修复技术的突破为实现这一目标提供了可能。对于牙体缺损范围不是很大的牙齿,我们可以先在口腔内通过简单的树脂充填恢复其轴面和𬌗面形态,并且完成患者的正中、前伸和侧方咬合状态的调整后,在牙体预备之前,先进行牙体和牙列的扫描,扫描后将文件上传到云端。然后再开始按照标准的流程进行牙体预备,预备完成后再次对预备体进行扫描,并将扫描后的文件上传。这样,技师就可以完全根据牙体预备前的形态复制数据到预备体上,完成数字修复体的设计,辅之以合适的基于 CAM 的材料纯形制备技术就能完成全解剖形态修复体的制作。但是,目前临床上制作的修复体无论是金属烤瓷冠还是全瓷冠采用的都是叠层结构,也就是采用 CAM 制备金属或二氧化锆基底冠,再通过手工外加饰瓷完成金属烤瓷冠或全瓷冠的制作。这样的传统方法还不能实现以上恢复全解剖形态修复体的数字化纯形制作目的。

随着增材制造技术研究的发展,沈志坚教授率领的团队将增材制造原理与材料纳米化和功能梯度化技术相结合,成功实现了全解剖形态一体全瓷修复体的数字化无模纯形制作。完全不需要人工饰瓷上釉,采用全程数字化设计和全程数字化制作(Completely digital design/Completely digital manufacture,CDD/CDM)流程制备的釉锆(Self-glazed zirconia)一体全瓷修复体不仅同样具备传统叠层结构全瓷冠的美观和功能,而且还规避了传统叠层结构全瓷冠易崩瓷和对对殆牙造成过度磨耗的弱点。

下面通过临床病例,具体讲解如何通过 CDD/CDM 流程制备符合生物学功能的新一代修复体釉锆冠。(杭州而然公司制作)

一、临床病例 1　牙体颊舌面形态完整的牙冠的修复

患者林某,女性,23 岁,右侧下颌后牙根管充填治疗后一周。

主诉:右侧下颌后牙根管治疗后,要求冠套修复。

现病史:患者多年前牙齿因龋坏在外院行银汞充填术,一个月前因牙齿疼痛来我院牙体牙髓科就诊,现根管充填治疗术后,为防止牙体劈裂,前来我科行冠修复。

既往史:否认心血管、传染病等系统疾病史和药物过敏史。

口腔检查:46 残冠,近中邻面可见银汞充填物,颊舌面形态完整,远中牙体组织完整,近远中颊尖颊斜面完整,近远中舌尖的舌斜面完整,殆面中央可见白色暂封物,叩(-),探(-);全口口腔卫生较好,牙石(-),色素(-)。

影像学检查:X 线片显示 46 牙根充良好,根尖孔封闭良好。

临床诊断:46 牙体缺损

治疗计划:46 全冠修复

具体治疗步骤如下:

1. 流动树脂恢复殆面形态:去除部分暂封物,使用流动树脂恢复殆面咬合形态,并进行前伸和侧方殆调改(图 7-1,图 7-2)。

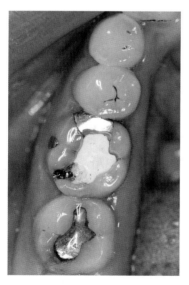

图 7-1　46 冠修复前殆面形态

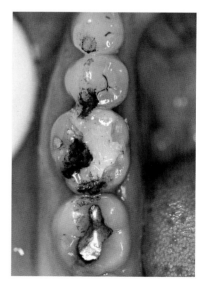

图 7-2　流动树脂恢复咬合面形态

2. 扫描𬌗面形态恢复完整的 46 牙冠。

3. 常规牙体预备,扫描预备体(图 7-3)。

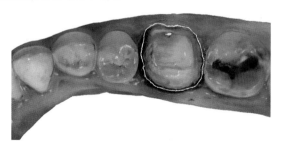

图 7-3 扫描完成后的预备体

4. 数字化复制原始冠的全解剖形态(图 7-4,图 7-5)。

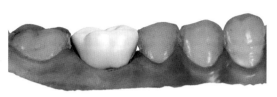
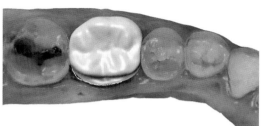

图 7-4 数字化全解剖冠的颊面观   图 7-5 数字化全解剖冠的𬌗面观

5. 修复体完成后试戴(图 7-6,图 7-7)。

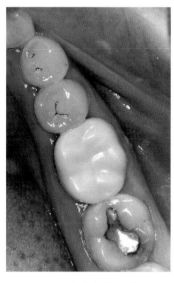
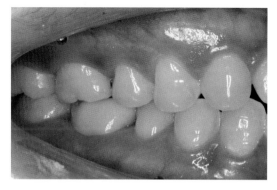

图 7-6 最终修复体的𬌗面观   图 7-7 最终修复体的颊面观

6. 对比完成的修复体和原始冠的大小,形态和邻接关系,可见修复体完全复制了原始冠的大小、形态和咬合关系(图 7-8,图 7-9)。

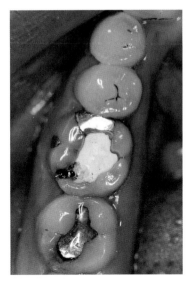 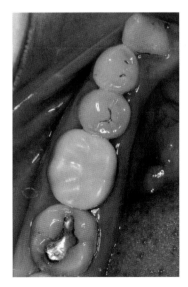

图 7-8　冠修复前𬌗面形态　　　　图 7-9　冠修复后𬌗面形态

二、临床病例 2　牙体缺损较大的桩核冠的修复

临床上常常遇到牙体组织破坏严重,没有保留原有牙体形态的情况。我们首先通过纤维桩核或铸造桩核的形式恢复冠部预备后的形态,然后通过口内扫描,严格按照最终牙冠的形态和咬合设计,采用数字化加工手段切削树脂冠,我们称之为代冠。代冠不同于以往的临时冠,它是最终修复体的模版,二者牙冠形态一模一样。以往我们所说的临时冠并不过分强调其牙冠形态必须与最终修复体完全一致,即使一致,采用传统的手工制作方法也很难做到最终修复体和临时冠的形态和咬合一致。给患者试戴代冠,调𬌗,临时粘接。患者试戴一段时间后,如无不适症状,牙周状况良好,我们即可再次扫描代冠,利用设计软件的复制功能,复制代冠的形态,直接完成最终釉锆一体全瓷冠的制作。由于患者已经完全适应了代冠的轴面形态和咬合,因此复制代冠的最终修复体釉锆一体全瓷冠在患者体内试戴时无需再次调改,从而确保修复体的美学和功能状态。

下面以一个病例演示一下代冠的制作和复制过程(杭州而然公司制作)。

患者卢某,女性,42 岁,左侧上颌后牙治疗后一直未曾修复,患者前来就诊。

主诉:左侧上颌后牙缺损一年,影响咀嚼和美观,要求修复

现病史:患者多年前牙齿因龋坏未及时处理,逐渐发展成根尖周炎,一年前在我院进行过根管治疗,一直未曾修复,现影响咀嚼和美观,前来我院就诊。

既往史:否认心血管、传染病等系统疾病史和药物过敏史。

口腔检查:24 残根,远中邻𬌗面可见白色暂封物,远中断端位于龈上 2mm,近中壁完整,叩(-),探(-);15 缺失,牙槽嵴骨愈合良好。全口口腔卫生较好,牙石(-),色素(-),牙列整齐,余牙检查未见明显异常。

影像学检查:X 线片显示 24 牙根充良好,根尖孔封闭良好。

临床诊断:1. 24 牙体缺损

2. 上颌牙列缺损

治疗计划:1. 24 纤维桩+树脂核,24 全冠修复

2. 15 择期种植修复

具体治疗步骤如下:

1. 牙体预备　去除暂封物,先进行简单牙体预备,去除龋坏牙体组织和薄壁弱尖,近中及舌侧冠部残存的牙体组织完整,可以获得足够固位力,因此增加纤维桩+树脂核修复,提高抗力形和固位形。如图 7-10,纤维桩+树脂核,排龈,基牙预备。

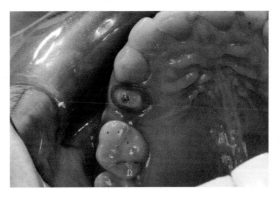

图 7-10　纤维桩核修复后,牙体预备完成

2. 首先用口内扫描仪(3 shape)对口内进行扫描(图 7-11)。

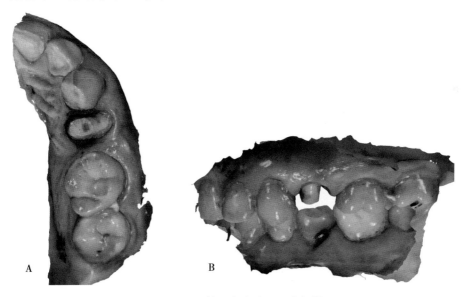

图 7-11　牙体预备完成后口内扫描

3. 采用 3shape 设计软件根据牙的常规特征设计临时冠的外形(图 7-12),并用齿科切削机加工制造临时树脂质代冠。要仔细地制作代冠的外形(包括颊舌面和咬合面的形态,注意前伸和侧方殆平衡),因为它在临时修复过程中承担了测试最终修复体功能的作用。

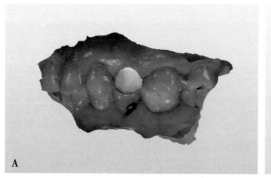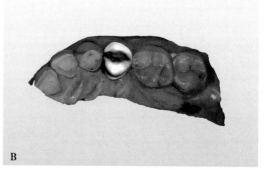

图 7-12 设计完成的临时冠外形

4. 牙体预备后 1 个小时,就可直接将代冠就位,调改前伸、侧方平衡𬌗(图 7-13~图 7-15)。

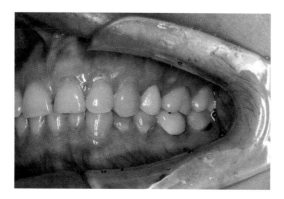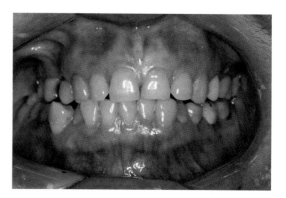

图 7-13 代冠完全就位　　　　　　　　图 7-14 调改代冠前伸平衡𬌗

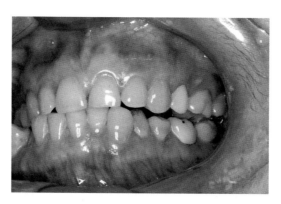

图 7-15 调改代冠侧方平衡𬌗

5. 患者戴用代冠 1 周或 2 周后,患者前来就诊,根据患者的反馈,适当调改代冠的形态,再次扫描代冠的形态(digitalize,实现实物向数字的转化),将数据上传给加工厂,采用完全数字化复制的方式将数字化的代冠物化(materialize,实现从数字向实物的转化)(图 7-16,图 7-17)。

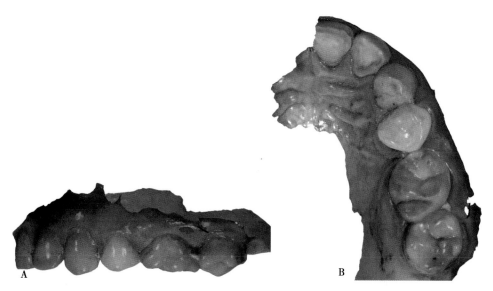

图 7-16　扫描代冠

6. 最终完成的釉锆一体全瓷冠和代冠外形一模一样,确保了其功能和形态的稳定,避免在临床上再次去调改咬合高度,从而影响冠表面的粗糙度和形态。粗糙的冠表面可加剧菌斑集聚,引起牙周炎症;色素易于在修复体表面附着,影响修复体的美学性能;粗糙也容易造成对颌牙的过度磨耗。

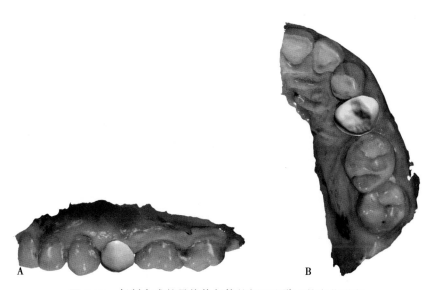

图 7-17　复制完成的最终修复体的颊面和𬌗面数字化形态

7. 最终物化后的釉锆一体全瓷修复体继承了代冠的形态,因为已经完成了代冠在体内的试戴和适应,最终釉锆一体全瓷修复体完全就位后无需再次调改(图 7-18~图 7-22)。

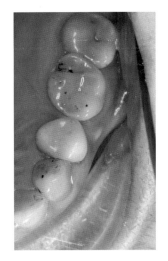

图 7-18　代冠戴入后𬌗面观

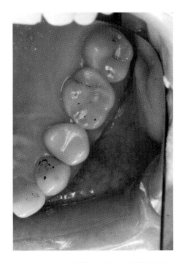

图 7-19　釉锆冠戴入后𬌗面观

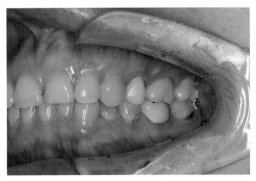

图 7-20　代冠戴入后颊面观

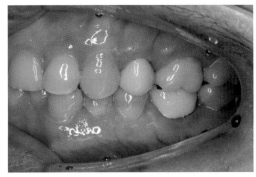

图 7-21　釉锆冠戴入后颊面观

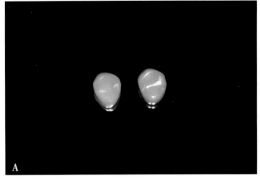

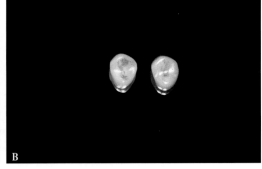

图 7-22　树脂代冠(左)和釉锆冠(右)咬合面形态

由此可见,联合使用口内扫描仪和 CDD/CDM 流程来设计和制作修复体,不仅提供了最佳的修复效果,缩短了修复时间,而且给临床和修复体生产提供了一个前所未有的舒适的工作沟通与集成方式。

（吕胡玲　孙千月）

第八章

数字化设计制作釉锆一体冠在前牙美学修复中的应用

前牙修复后美学效果的恢复,与修复材料的选择和修复技术的改进密不可分。随着 CAD/CAM 技术的发展和全瓷材料的研发,全瓷冠在口腔修复中得到了广泛的应用。但在应用过程中发现全瓷冠戴用后与天然牙的色泽、质感有很大的差别,尤其是在备牙量不够,饰瓷厚度不足的情况下,全瓷冠常常反射出基底内冠的颜色,严重影响美观效果,因此,基底材料的半透明性是修复体呈现天然牙光学质感的关键因素和临床选择材料的重要参考指标。

随着增材制造技术的发展,沈志坚教授所率领的团队将增材制造原理与材料纳米化和功能梯度化技术相结合,采用全程数字化设计和全程数字化制造(Completely digital design/Completely digital manufacture,CDD/CDM)技术制作釉锆一体全瓷修复体(Self-glazed zirconia)。该全瓷修复材料拥有特殊的梯度结构,可在保证修复体强度的同时,增加其半透明性,无需饰瓷上釉也能模仿天然牙的光润表面,兼顾修复体的功能与美学要求,是口腔修复材料和制作工艺上的巨大突破。尽管继二硅酸锂微晶玻璃全瓷冠之后,无饰瓷的一体氧化锆冠也已在临床推广使用一段时间,但基于美学考量至今为止仍仅将其用于后牙修复,而将无饰瓷的一体氧化锆冠用于前牙美学修复极具挑战性。

本病例尝试利用全程数字化诊疗模式,采用釉锆一体冠的加工工艺制作修复体,探讨单一不加饰瓷的釉锆一体冠在前牙美学修复中的应用,并以此探讨口腔数字化美学修复及口腔材料学未来发展方向(杭州而然公司制作)。

患者李某,男性,42 岁,8 年前上下颌前牙行全瓷冠修复,现因左侧上颌前牙崩瓷一个月且感觉前牙整体颜色不自然,来我院就诊。

主诉:左侧上颌前牙崩瓷 1 个月,影响美观,要求修复。

现病史:

现病史:患者多年前因牙齿颜色不美观,上下颌前牙行在外院行全瓷冠修复,现因左侧上颌前牙崩瓷一个月,影响美观,且感觉前牙整体颜色不自然,一直未曾处理,来我院就诊。

既往史:否认心血管、传染病等系统疾病史和药物过敏史。

口腔检查:13,12,11,21,22,23,33,32,31,41,42,43 全瓷冠修复体,22 唇面瓷层剥脱,12 冠边缘不密合,龈下可见明显牙石沉积,牙龈颜色发暗,前牙全瓷冠整体颜色透明度较差,成白垩色,叩(-),探(-);全口口腔卫生较好,下前牙牙石(-),色素(-),牙列整齐,余牙检查未见明显异常。

影像学检查:X线片显示13—23根充良好,根尖孔封闭良好。

临床诊断:左侧上颌前牙牙冠瓷裂

治疗计划:

1. 拆除22全瓷冠后,制作釉锆一体冠,视冠颜色自然与否,决定余牙是否重做

2. 择期13—23重新冠修复

具体治疗步骤如下:

1. 拆除22冠修复体,进行简单牙体预备,去除龋坏牙体组织和薄壁弱尖,3Shape Trios(Copenhagen,Denmark)软件扫描后,数据上传至而然加工厂,全程数字化纯形制造釉锆一体冠试戴,患者自我感觉颜色自然,符合自己的要求(图8-1)。

2. 拆除上颌前牙全部全瓷冠,牙体预备,排龈(图8-2)。

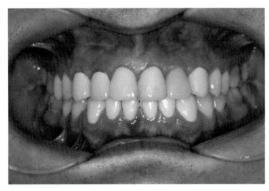 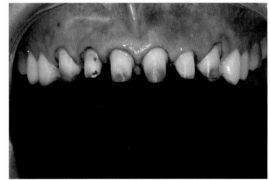

图8-1　22釉锆冠试戴后口内正面照　　　　　图8-2　牙体预备完成后排龈的口内正面照

3. 记录患者下颌息止颌位和微笑时照片(图8-3,图8-4)。

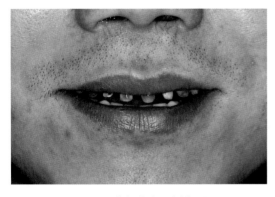 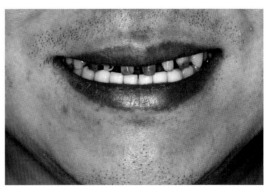

图8-3　修复前息止颌位照　　　　　　　　　图8-4　修复前微笑照

4. 口内扫描获取数字化模型(图 8-5,图 8-6)。

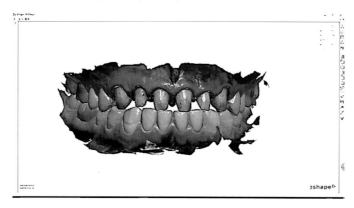

图 8-5　口内扫描正面照

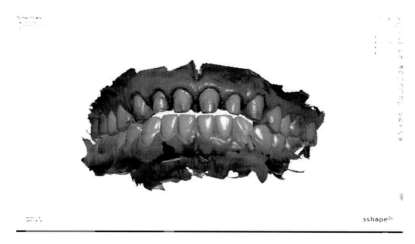

图 8-6　口内扫描咬合照

5. 虚拟设计临时冠(图 8-7)。

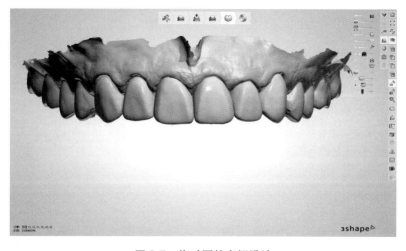

图 8-7　临时冠的虚拟设计

6. 基于计算机辅助设计的冠形态,直接切削树脂冠,在口内试戴,调𬌗,直至患者满意(图8-8,图8-9)。

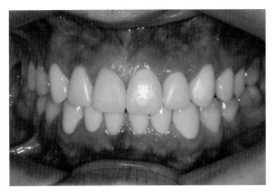
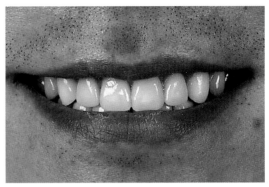

图 8-8　临时冠戴入后口内照　　　　　　　图 8-9　临时冠戴入后微笑照

7. 扫描最后在口内试戴和调𬌗完成后的临时树脂冠(图8-10)。

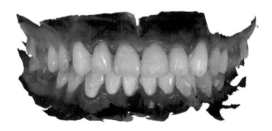

图 8-10　扫描完成的树脂冠形态

8. 整合临时树脂冠形态的数据,征求患者的意见后,完成最后冠的设计。

医生、技师和患者三方沟通

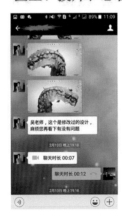
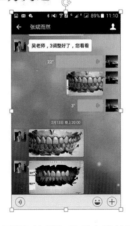
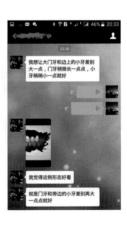

图 8-11　医师、技师和患者在设计时的交流

9. 根据虚拟设计完成的最终的前牙冠的形态,全程数字化纯形制造釉锆一体冠,一步到位,避免手工饰瓷带来的误差及崩瓷风险(图8-13,图8-14)。

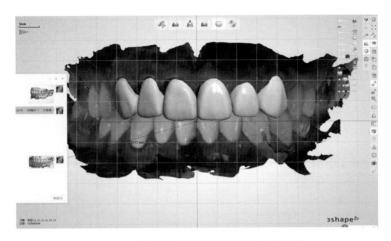

图 8-12　最后完成的冠的数字化虚拟设计

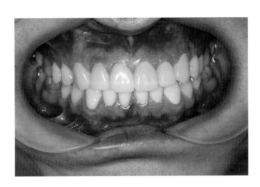

图 8-13　釉锆冠戴入后的口内正面照

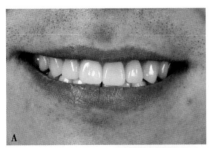
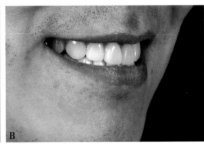

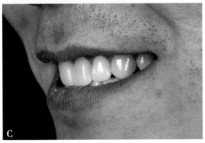

图 8-14　釉锆冠戴入后的微笑像
A. 正面微笑像　B. 右侧面微笑像　C. 左侧面微笑像

（吴　哲）